# 우리 아이
# 키 성장 비책

# 우리 아이 키 성장 비책

**초판 1쇄** 발행일 2020년 10월 8일

**지은이** 하동림, 문지영
**그린이** 이상옥
**펴낸이** 박희연
**대표** 박창흠

**펴낸곳** 트로이목마
**출판신고** 2015년 6월 29일 제315-2015-000044호
**주소** 서울시 강서구 양천로 344, B동 449호(마곡동, 대방디엠시티 1차)
**전화번호** 070-8724-0701
**팩스번호** 02-6005-9488
**이메일** trojanhorsebook@gmail.com
**페이스북** https://www.facebook.com/trojanhorsebook
**네이버포스트** http://post.naver.com/spacy24
**인쇄·제작** ㈜미래상상

(c) 하동림, 문지영 저자와 맺은 특약에 따라 검인을 생략합니다.

ISBN 979-11-87440-67-3 (13510)

영양, 운동, 습관, 그리고 한방으로 완성하는

# 우리 아이
# 키 성장 비책

글 **하동림**(한의학 박사), **문지영**(한의사)
그림 **이상옥**(한의사)

## 트로이목마
TROJAN HORSE

# 프롤로그

"와~! 저 아이돌 멤버는 어떻게 저렇게 키가 크고 몸매가 좋을까?"

"역시 키가 커야 옷발이 사는구나!"

"어떻게 하면 나도 저렇게 키가 클 수 있을까?"

"우리 부모님은 키가 작으시고, 우리 집 형제들도 다 작은데, 나는 내가 원하는 만큼 키가 클 수 있을까?"

요즘 아이들과 부모님들은 예전에 비해 키 성장에 무척 관심이 많습니다. 키 성장은 그 시기를 놓치면 평생 고칠 수 없고, 또 그 시기가 지나면 효과가 현저하게 떨어지게 되므로, 타이밍이 매우 중요합니다.

'프로듀스 101'이라는 인기 프로그램에 출연했던 아이돌 멤버 '이진혁'은, 한 인터뷰에서 "고등학교 2, 3학년 때 살찌우려고 먹은 한약 덕에 1년에 5cm씩, 총 10cm가 자라 현재 키가 185cm가 되었다."라고 밝히기도 했습니다.

또 예전 은사님 중에 남자분치고는 비교적 단신이신 키가 162cm인 교수님이 계셨습니다. 한의대 재학 시절, 그 교수님의 아드님을 볼 기회가 있어서 함께 만났는데, 아버지와는 달리 키가 매우 커서 물어보니 185cm라고 하더군요. 깜짝 놀라서 사모님의 키를 여쭤보니 158cm라고 말씀하셨습니다. 자녀의 '성인예측 신장'은 보통 부모님의 평균 키로 예상하는데, 이 아드님의 예상키는 160cm 정도로 예측되었죠. 아드님이 예측 신장을 훨씬 뛰어넘어 185cm까지 자란 것이 신기해서 교수님께 어떻게 아드님 키를 키우셨냐고 물었습니다. 본인도 아들이 키가 작을까 봐 어렸을 때부터 청소년기 끝날 때까지 본인 몸에 맞춘 한약을 몇 년간 꾸준히 먹이고, 운동을 시켜왔다고 말씀하셨습니다. 이 대답을 듣고 '역시 한약을 꾸준히 먹이면 예상키를 훨씬 뛰어넘는 수치까지 키를 키울 수 있구나!'라는 사실을 실감했었죠.

이후로 저는 키 성장 관련 치료를 위해 한의원에 내원하는 아이들과 부모님들께 이 에피소드를 가끔 말씀드립니다. 주로 부모님의 평균 키가 많이 작아 아이들 키를 염려하시는 분들께, "꾸준히 따라오시면 충분히 가능성이 있다."라고 말씀드린답니다.

과거 부모님 세대와 비교하면 요즘 아이들은 평균 키가 많이 커졌죠. 이는 과거에 비해 풍부하게 영양을 섭취할 수 있는 환경의 영향이 가장 크게 작용한 것으로 여겨집니다. 물론 먹는 것이 키 성장에 매우 중요하긴 한데, 그렇다면 단순히 잘 먹고, 일찍 자고, 뜀뛰기 운동을 한다고 키가 커질까요? 키 성장에 도움이 된다고 광고하는 각종 건강보조식품을 먹는다고 키가 커질까요? 정말 그런 것들로만 키가 쑥쑥 잘 자란다면 키 성장을 위해 한의원을 찾아오는 분들이 이렇게 많지 않았을 것입니다.

한의원을 운영하고 있는 저희는 키 성장과 관련된 치료 한약을 비교적 많이 처방하고 있습니다. 주로 저희 한의원에서 치료받은 후 키가 갑자기 커진 친구들에게 소개를 받아 내원하는 경우가 많죠. 특히 키 성장 치료는 피부 질환 치료와 마찬가지로 치료 결과가 바로 눈에 보이기 때문에 만족도가 높은 편입니다.

저희가 치료하는 '한방 키 성장'의 포인트는 다른 질환 치료와 마찬가지로 철저한 개인 맞춤식 처방에 있습니다. 아이가 소화력이 떨어져 밥을 잘 먹지 않아 키가 크지 않는지, 배가 차가워 많이 먹어도 흡수력이 떨어지고 변으로 빠져나가 키가 크지 않는지, 비염이 있어 밤에 숙면을 취할 수 없고 구강 호흡 등으로 면역력이 떨어지는 상황은 아닌지, 과도한 학원 스케줄과 학습량으로 피로와 스트레스가 쌓여 키가 크지 않는지 등등, 아이 개개인의 문제점을 찾아 해결해야 합니다. 사실 비염이나 아토피 피부염, 잦은 체기, 설사, 배앓이 등 기저질환이 있는 친구들은, 해당 질환을 1순위로 치료해주면 자연스럽게 키가 잘 자랍니다. 성조숙증 등으로 인해 상대적으로 빨리 성장이 멈춰버리는 경우라도, 초반부터 빠르게 잘 관리하면 충분히 키울 수 있습니다.

성장호르몬 결핍과 무관하게 키 성장만을 위해 외부에서 성장호르몬을 억지로 주입하는 치료를 하면, 체내의 호르몬을 만들어내는 기관은 본인이 일을 안 해도 외부에서 지속적으로 호르몬이 주입되기 때문에, 결국 일을 덜 하거나 안 해도 되는 상황으로 인식합니다. 따라서 나중에 주사 치료가 끝난 후에 합성 성장호르몬 자체가 가지는 각종 부작용뿐 아니라, 오히려 성장이 저해되는 등, 또 다른 부작용이 나타날 수 있습니다.

성장호르몬 주사제는 병적으로 호르몬이 부족해진 저신장 환자를 치료하기 위해 사용되는 치료 방법입니다. 정상적으로 성장호르몬이 분비되고 있는 상태에서 억지로 호르몬을 주사하는 것은 아이들에게 득보다 실이 큽니다. 당뇨병, 갑상선기능저하증, 지방

대사장애, 각종 근육 관련 질환 등 부작용이 많기에 주의해야 하지만, 이런 것들을 잘 알지 못한 채 주사를 맞는 것이 현실입니다.

또한, 여러 가지 키 성장 치료약과 각종 건강기능 식품들이 판매되고 있지만, 오히려 이것들이 아이들의 건강에 해를 미칠 수 있다는 사실이 하나둘 밝혀지고 있습니다.

우리 인간의 몸은 자연의 일부이므로 자연과 가장 가까운 음식을 섭취해야 합니다. 예로부터 먹어 왔던 많은 식재료들(동시에 한약재이기도 한 파, 계피, 생강, 대추, 닭고기, 콩 등)은 일일이 안전성 검증을 하지 않아도 우리에게 안전하다는 것을 잘 알고 있습니다. 이미 우리 선조들이 수천 년간 먹어 오면서 유해하지 않은 것들만 식탁에서 사라지지 않고 전해졌기 때문이죠. 또 자연 그대로인 동·식물 재료를 이용해 수천 년간 써온 한약이 가장 인간의 몸에 부작용이 적다는 것은, 굳이 밝혀내지 않아도 알 수 있을 것입니다.

세계적인 과학 잡지인 〈내셔널 지오그래픽(National Geographic)〉의 2019년 1월 특집 기사는, 전통 한의학(동아시아 의학)에 대한 내용이었습니다. 현대 과학기술이 만들어낸 각종 검사기기를 통한 진단과 치료 신약으로 이루어진 현대의학의 부작용과 한계를, 침, 한약 등 전통 한의학이 어떻게 바꾸고 있는지에 대해 특집으로 실어 크게 보도했지요. 이뿐만 아니라 미국, 유럽, 일본의 많은 의학자들은, 전통 한의학의 가치를 인정하고 연구하고 받아들이고 있는 실정입니다. 하지만 전통 한의학을 보유한 전 세계에서 몇 안 되는 나라인 대한민국에서는 전 세계 흐름과 반대로 현대의학만을 맹신하고 있습니다. 자연과 순응하며 지내는 생활습관과 자연에 가까운 치료가 우리 인간에게 가장 안전하다는 동아시아 의학적인 사고, 이를 재조명해야 할 때가 바로 지금이 아닌가 싶습니다.

책의 구성은 총 3파트로 분류하였습니다.

1. 영양 : 성장과 관련되는 식습관, 균형 잡힌 영양소, 《동의보감(東醫寶鑑)》에서 언급하는 영양을 비롯해, 비교적 간단하게 조리할 수 있고 키 성장에 도움이 되는 요리를 선정해 책에 실었습니다.
2. 운동 : 성장과 관련되는 기본 지식과 도움이 되는 운동에 대한 내용을 비롯해 집에서 쉽게 따라할 수 있는 운동법을 함께 실었습니다.
3. 습관 : 성장과 관련되는 수면, 자세, 스트레스의 중요성에 대해 정리했으며, 집에서 쉽게 할 수 있고 키 성장에 도움이 되는 혈자리 마사지 지압법을 선별해 책에 실었습니다.

책에서 성장에 관련된 한의학적 설명은 《동의보감》, 《향약집성방(鄕藥集成方)》, 《의림촬요(醫林撮要)》 등의 한의학 의서에서 따왔

으며, 알아두면 좋은 정보들은 기존의 논문에 근거하여 성장에 관련된 기본적이고 흥미로운 내용을 담아 쉽게 정리했습니다.

키 성장과 관련된 책들은 이미 많이 출간되어 있지만, 최대한 보기 편하고 간단하면서도 재미있는 그림들을 넣어 다른 책들과 차별화하기 위해 노력했습니다. 무엇보다도 우리 저자들은 이 책을 통해 아이들의 키 성장의 중요성을 인식하여 건강하게 성장하는 아이들이 많아졌으면 하는 바람입니다.

몸의 성장은 곧 두뇌의 성장과도 연결됩니다. 본인 몸에서 부족한 것은 채워주고, 넘치는 것은 덜어주는 치료를 통해서 몸 상태가 최상이 되면, 신체 전체의 성장 발달은 자연스럽게 이루어질 수밖에 없습니다.

뇌 발달, 건강, 그리고 키 성장, 이 세 마리의 토끼를 잡는 방법은, 수천 년 역사 속에서 증명된 조상들의 지혜의 보고이자 〈내셔널 지오그래픽〉 지가 인정한 미래의학, 즉 '한의학'에 있습니다.


끝으로 책의 습관 파트 내용 정리에 도움을 주신 오지현 원장님과 일러스트를 그려주신 이상옥 부원장님께 감사함을 전합니다.

2020년 가을
하동림, 뮤지영

# 차례

# 영양

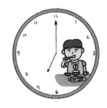

# 운동

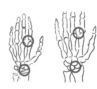

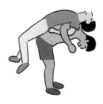

# 습관

# 영양

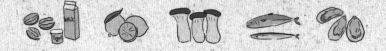

# 1
# 올바른
# 식습관

## 식사 시간을 정해서 규칙적으로

규칙적인 식사의 중요성은 이미 많은 사람들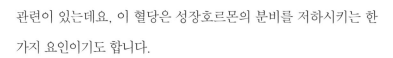
이 알고 있습니다. 건강을 지키고, 다이어
트에도 도움되며, 아이들의 성장에 있어
서도 규칙적인 식사는 가장 기본이 됩니다.
규칙적인 식사가 중요한 이유 중 하나는 혈당과
관련이 있는데요, 이 혈당은 성장호르몬의 분비를 저하시키는 한
가지 요인이기도 합니다.

성장호르몬은 저혈당 상태에서 분비가 왕성해지는데, 불규칙적
으로 식사를 하거나 시도 때도 없이 간식을 먹는 것은 키 성장에
도움이 되지 않는 것이죠. 그러므로 간식을 먹더라도 시간을 정해
놓고 규칙적으로 먹는 것이 성장호르몬 분비에 도움이 됩니다. 또
한 규칙적인 식사가 치매 예방에도 도움이 된다는 연구 결과도 있
습니다.[1] 이 논문의 내용을 보면, 규칙적인 식사는 신체 조절과 관
련된 뇌의 활동성을 개선시키는 것으로 나타났습니다. 그러므로
키 성장뿐 아니라 뇌의 활동성을 높임으로써 학습 능력까지 키우
기 위해서는 규칙적인 식습관이 꼭 필요합니다.

## 아침은 꼭 챙겨 먹도록

최근 연구 결과에 따르면, 아침식사는 체중 감소와 관련이 있는 유전자에 영향을 끼쳐, 체중 감소와 당뇨병 예방에 도움이 되는 것으로 나타났습니다. 아침을 건너뛰면 혈당이 급상승해 하루 중 나머지 시간에 무엇을 먹든지 상관없이 체중을 증가시킵니다.[2] 그리고 많은 연구논문과 실험에서 수차례 밝혀졌듯이, 비만은 키 성장에 도움이 되지 않습니다.[3]

소아 비만은 성조숙증을 유발해 조기에 성장판을 닫히게 만들어 한 사람이 클 수 있는 최대치인 최종키를 덜 자라게 만듭니다. 그런데 성장호르몬이 사실상 공복에 가장 많이 분비되니까 아침을 생략하는 것이 다이어트나 키 성장에 도움이 되는 것이 아닌가 오해하기도 합니다. 하지만 성장호르몬이 공복에 분비된다는 사실을 가장 효율적으로 이용하는 방법은 잠을 자는 수면 시간을 활용하는 것입니다. 즉, 혈당을 치솟게 해 체중 증가를 야기하는 아침을 굶는 방법보다는 야식을 먹지 않고 일찍 잠자리에 드는 것이 더 효과적입니다. 성장호르몬이 공복에 가장 많이 분비된다고 해서 하루종일 굶을 수는 없지 않겠습니까? 오히려 식사를 자주 건너뛰거나 공복시간을 길게 유지하는 사람에게서는 식욕촉진 호르몬인 그렐린이 더 많이 분비되어 식사량을 조절하기 힘들고 과식이나 폭

식을 할 위험이 커지게 되
지요. 따라서 아침식사를
거르면 그렐린이 많이 분
비되어 더 많은 양의 칼로
리를 섭취하게 되는 것입
니다.

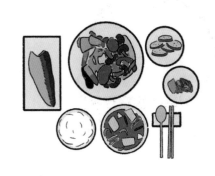

## 알맞은 양의 식사를 되도록 천천히 씹으면서 여유롭게

규칙적인 식사만큼 적당량의 식사를 하는 것도 매우 중요한데, 앞
에서 언급한 대로 비만은 성장과 매우 밀접한 연관성이 있기 때문
입니다. 먼저 과식을 하면 소화기에 무리가 가고, 장기적으로 보았
을 때 소화 기능을 떨어뜨려 키 성장에 방해가 됩니다. 또한 많은
양의 식사를 하다 보면 과체중이 되기 쉽고, 나아가 비만이 될 수도
있습니다.

　식사량을 적당히 잘 조절하려면, 맨 먼저 허겁지겁 빠르게 먹는
습관을 없애야 합니다. 뇌에서 포만감을 느끼게 만드는 렙틴이라
는 호르몬은, 식사를 시작한 지 최소 15분이 지나야 분비됩니다.
그런데 빠른 속도로 15분 내에 식사를 끝내게 되면, 렙틴이 분비되

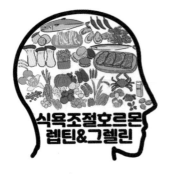

지 않아 포만감을 덜 느끼게 되어 과식으로 이어지기 쉽습니다. 특히 식욕억제 호르몬인 렙틴은 음식을 천천히 잘게 씹어 먹을수록 잘 분비됩니다.

음식을 천천히 꼭꼭 씹어 먹으면, 우리 몸속의 첫 번째 소화효소인 침 속의 아밀라아제가 충분히 기능하게 만들고, 물리적으로 잘게 썰어진 음식이 위에 들어가 위장의 부담을 덜어주게 됩니다. 즉 소화가 잘되게 만들어주는 것이죠.

## 잠들기 전에는 공복을 유지하도록

앞에서 설명했듯 혈중 성장호르몬은 운동을 하거나 다소 저혈당 상태에서 분비가 왕성해집니다. 성장호르몬이 혈중의 당을 높이는 역할을 하기 때문이죠. 특히 하루 중 수면 시에 성장호르몬 분비량이 가장 많은데, 잠들기 2~3시간 정도는 공복을 유지하는 것이 좋습니다. 따라서 성장기의 아이들은 자기 전에, 특히 사탕, 과자, 라면, 떡볶이, 치킨 등 혈당을 과도하게 높여주는 간식을 먹는 것을 피해야 합니다. 자기 전 과식은 비만으로 이어지기 때문에 키 성장에 더욱 방해가 될 뿐입니다. 더불어 오후에는 숙면에 방해가 되는 카페인이 든 콜라, 에너지 드링크, 커피, 초콜릿 등의 섭취도 피하는 것이 좋습니다.

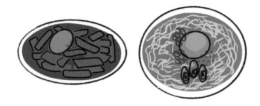

## 식사는 평온한 마음일 때 할 것

스트레스가 많을 때는 바로 음식을 먹지 말고 마음이 좀 안정된 상태에서 먹는 것이 좋습니다. 스트레스를 갑자기 많이 받으면, 우리 몸은 교감신경이 항진되면서 위급 상황에 빠르게 대처할 수 있도록 변화합니다. 즉, 심장박동수는 빨라지고, 동공이 커지면서, 침 분비를 억제하고, 기관지를 확장시키고, 위장관 운동과 소화액 분비를 억제시키지요. 위장관에 쓸 에너지를 아껴, 숨 쉬고 심박동을 높여 위기 상황에 대처하도록 만드는 것입니다.

　이러한 교감신경과 반대되는 역할을 하는 것이 바로 부교감신경인데, 이는 평온한 상태를 유지하는 반응에 관여합니다. 즉, 심박수가 느려지게 만들고, 침 분비를 자극시키고, 위장관의 연동운동과 소화액 분비를 자극시킵니다.

　교감신경이 활성화되어 있으면 소화액 분비가 저하되고 동시에 소화기 운동도 느려져 소화 기능이 떨어지겠지요. 그러므로 이때 식사를 하면 소화불량, 체기 등이 일어나기 쉽습니다. 신경성 소화불량이라는 말은 바로 여기서 비롯된 것입니다.

　화가 나 있거나 스트레스 상황에서 식사했을 때, 소화불량이 일어나는 것을 경험해본 사람들이 많을 것입니다. 소화불량이 일어나면 몸도 불편해질뿐더러 다음 식사를 하는 데에도 지장을 주니, 결국 키 성장에 방해가 됩니다.

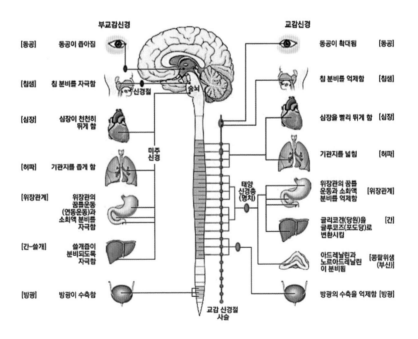

## Q&A 밥 먹기 싫어하는 아이들은 억지로 먹여야 키가 크나요?

"아이가 밥 먹는 데 시간이 너무 오래 걸린다.", "밥을 입에 넣고 몇 분씩 씹고 삼키지를 않는다.", "밥 먹는 시간마다 전쟁이다.", "우리 아이 밥만 좀 잘 먹게 만들어주세요, 선생님!" 등등, 한의원에 내원하시는 어머님이나 아이를 돌보고 계신 할머니, 할아버지들께서 공통으로 하시는 말씀들입니다. 특히나 어릴 때부터 입이 짧고 잘 먹지 않아 키 성장은 둘째치고 감기도 달고 살고 늘 골골거리는 아이들은 부모님의 큰 걱정거리입니다. 그리고 잘 먹다가 갑자기 최근 들어서 밥을 먹지 않는다든지 밥만 먹으면 배가 아프다고 말해 엄마 속을 썩이는 아이들도 있습니다. 그렇다면 이 친구들은 왜 밥을 먹기 싫어할까요?

사람마다 다양한 원인이 있겠지만, 첫째로 꼽을 수 있는 이유는 바로 소화력이 떨어져서입니다. 체하면 밥이 들어가지 않고 식욕도 떨어지는 것을 경험해보셨을 겁니다. 아이들은 소화기가 아직 덜 발달해 체하기 쉬운 환경에 처해 있다고 보면 됩니다. 그러므로 먹기 싫은데 억지로 먹으면 만성 체증을 유발시킬 수 있습니다. 이런 친구들은 소화기능을 도와주는 음식이나 약재들로 정체되어 있는 체기를 뚫어주면서, 소화기를 잘 성장시켜주는 비위를 보강하는 처방을 함께 내리는 치료를 하면 됩니다. 만성 체증이 내려가고 비위기능이 강화되면, 자연스럽게 본인이 밥을 찾게 됩니다.

예전에 보약 먹고 살쪘다는 말을 들어보셨지요? 이는 소화기능이 좋아지면서 자연스럽게 식욕이 올라가 먹는 양이 늘어서 2차적으로 나타나는 현상인 것이죠. 물론 식욕이 늘었을 때, 몸에 좋고 키 성장에 도움이 되는 음식 위주로 잘 가려 먹으면 비만해지지는 않습니다. 반면 영양소는 거의 없고 칼로리만 높은 정크푸드 위주로 먹게 되면 살이 찌겠지요. 요즘은 남녀노소 살찌는 것을 싫어해서 소화기능과 관련된 탕약을 처방할 때마다 "식욕이 돌아오면 꼭 음식을 가려서 잘 드시라."고 조언해드리는데, 성장기 아이들의 경우 자연스럽게 식사량이 늘면서 저절로 키 성장으로 이어지게 됩니다.

# 2
# 균형 잡힌
# 영양소

## 양질의 단백질로 키를 쑥쑥

단백질은 우리 몸의 50%를 차지하는 영양소입니다. 뼈를 지지하는 근육과 인대, 혈액을 형성하는 중요한 구성 요소입니다. 성장호르몬 역시 폴리펩티드 계통으로, 단백질이지요. 단백질은 생물의 몸을 구성하는 고분자 유기물로, 수많은 아미노산(amino acid)의 연결체입니다. 생물체의 몸의 구성성분으로서, 또 세포 내의 각종 화학반응의 촉매 물질로서 중요한 성분입니다.

성장기에 단백질 섭취가 충분히 이루어지지 않으면 성장 지연뿐 아니라 뇌 기능 감퇴, 성(性) 성숙의 지연 등이 나타납니다.

단백질은 크게 콩과 콩으로 만든 두부 등 식물성 단백질과 육류, 어류, 유제품 등의 동물성 단백질로 나눌 수 있습니다. 동물성 단백질은 소고기, 돼지고기, 닭고기 등 육고기의 살코기와 우유, 요거트, 치즈 등의 유제품, 고등어, 조기, 갈치 등 생선류, 홍합, 전복 등의 조개류에 풍부합니다. 이 중 고등어, 꽁치 등의 등푸른 생선에는 양질의 단백질과 불포화 지방산이 풍부합니다.

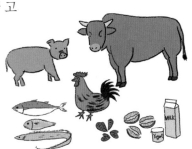

## 키 크는 데 필요한 무기질

칼슘, 아연, 철분과 같은 무기질도 성장에 필수적인 요소입니다.

칼슘은 뼈와 치아를 형성하므로 키 성장에 있어 매우 중요한 영양소입니다. 그리고 칼슘은 근육의 운동과 규칙적인 심장박동에도 중요한 역할을 합니다. 칼슘이 풍부한 음식으로는 우유, 치즈, 요거트 등의 유제품, 미역, 다시마 등의 해조류, 건새우, 멸치 등 뼈째 먹는 생선, 두부, 사골 등이 있습니다.

아연은 키 성장에 필수적인 영양소로, 정상적인 세포 분열과 성장호르몬 분비를 활발하게 만들어 성장 발육을 돕습니다. 아연은 굴, 꽃게, 꼬막, 호박, 완두콩, 돼지고기, 소고기, 양고기, 땅콩 등에 많이 함유되어 있습니다.

철분은 체내에 산소를 공급해주는 헤모글로빈의 구성성분으로서, 산소를 각 조직으로 운반하는 역할을 합니다. 체내에 미량 존

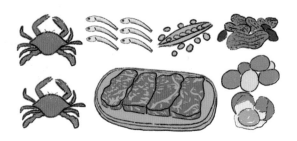

재하나 그 작용은 매우 중요하지요. 한번 체내로 흡수된 철분은 극히 일부만 배설되고 재사용되므로 일일 필요량은 적습니다. 철분은 동물의 간, 소고기, 달걀 노른자, 브로콜리, 완두콩, 오트밀, 시금치, 올리브에 많이 들어있습니다.

**Q&A 뽀빠이처럼 시금치를 먹으면 정말 키가 크나요?**

뽀빠이는 정말 영양에 대한 지식이 있었나 봅니다.
시금치는 탄수화물 함량이 낮고 카로티노이드, 엽산, 비타민C, 비타민K, 칼슘, 철분 등이 풍부한 채소입니다. 다만 가열조리를 해서 드시는 편이 좋습니다. 왜냐하면 시금치에는 영양소의 흡수를 방해하는 항영양소인 옥살산염 또한 많이 포함되어 있기 때문이죠.
옥살산염은 체내에 들어가 혈액 속의 칼슘이온과 결합해 작은 결정을 만들어 근력 저하와 근육통을 유발하고, 이 결정은 신장 결석의 원인 물질이 됩니다. 이 옥살산염은 가열해서 조리하면 크게 줄어들기 때문에 생식은 피하는 편이 좋습니다.

## 키 키우는 비타민

비타민은 칼슘이 몸에 흡수되는 것을 돕고, 여러 내장기관의 발달과 대사기능의 활성화, 피로회복 등과 관련이 있습니다.

비타민D는 뼈와 근육의 성장과 관련 있고, 음식을 먹지 않아도 햇볕을 쬐면서 걸으면 자연적으로 합성되기도 합니다. 반면 칼슘은 기껏 섭취해도 체내 흡수가 잘 안 되는 미네랄입니다. 키가 잘 자라게 하려면 칼슘의 체내 흡수율을 높이는 데도 신경 써야 하는데, 비타민D가 칼슘의 체내 흡수율을 높여주지요. 햇볕을 쬐면 몸에서 저절로 생성되므로 비타민D는 '선샤인 비타민(Sunshine vitamin)'이라는 별명을 갖고 있습니다. 그러나 이것만으로는 충분하지 않기 때문에 비타민D가 많이 함유되어 있는 생선 기름, 치즈, 우유, 버섯 등을 섭취하는 것이 좋습니다. 하지만 지용성 비타민이

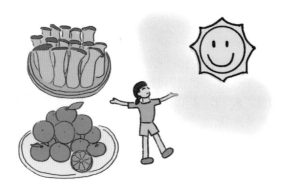

므로 과량으로 복용할 경우 배설이 되지 않아 신체에 독으로 쌓이니 조심하셔야 합니다.

비타민C는 대표적인 항산화물질로 피로회복, 면역력과 관련되어 있습니다. 비타민C는 귤, 오렌지, 레몬 등의 각종 과일류와 파프리카, 풋고추, 샐러리, 양상추 등의 각종 야채류에 풍부합니다.


## 좋은 식재료와 조리도구, 용기를 사용할 것

예전에는 음식을 가리지 말고 골고루 먹으라는 말들을 많이 했습니다. 하지만 요즘은 음식을 잘 가려 먹어야 한다고 말해야 하는 시대가 아닐까 합니다. 이는 한두 개에 치우쳐서 영양소를 섭취하라는 말이 아닙니다. 그야말로 식재료와 조리 환경, 담긴 용기 등, 몸을 해치는 독성물질이 함유되어 있는 음식을 피해서 잘 가려 먹으라는 의미입니다. 식재료는 오염이 된 지역의 것인지, 생물 농축이 심하게 되어 중금속 등이 많지는 않은지, 유전자 조작 식품은 아닌지 꼼꼼하게 잘 따져서 선택해야 합니다.

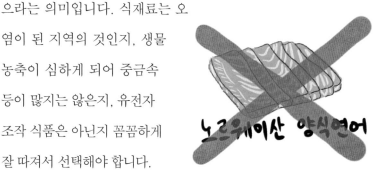

예를 들어, 국내에서 많이 유통되는 노르웨이산 양식 연어는 1 급 발암물질인 환경호르몬 다이옥신을 비롯하여[4], 수은, 에톡시퀸, PCB 등의 독성물질이 포함되어 있는, 지구상에서 가장 위험한 독성 식품이라고 말한 환경운동가도 있습니다.[5] 키 성장뿐 아니라 건강을 위해서도 식재료에 대해 잘 살펴보고 좋은 것을 선택해야겠습니다.

그리고 조리 환경은 조리도구나 조리에 사용된 프라이팬, 냄비 등의 상태, 조리에 사용된 물이나 기름의 종류를 말합니다. 그리고 요리가 담겨 나오는 용기도 각종 일회용 식기, 랩 등 환경호르몬이 많이 배출되는 것은 좋지 않겠지요. 이렇게까지 따져서 생각하니 먹을 것이 정말 없겠네요. 맞습니다. 가장 좋은 음식은 아이들을 위해 좋은 식재료로 정성껏 사랑담아 만든 음식이겠지요?

## 영양소는 대체로 골고루 섭취할 것

키 성장을 위해 골고루 먹으라는 말에서 주의해야 할 점은 어떤 것이 있을까요?

일단 대체로 골고루 먹되, 비만을 야기하고 한국인들에게 넘치기 쉬운 영양소인 탄수화물은 적당한 양으로 섭취하려고 노력해야 합니다. 그리고 단백질과 지방은 질 좋은 것으로 선택해야 하지요. 단백질은 식물성, 동물성을 골고루 섭취하는 것이 좋고, 동물성도 육류와 어류를 골고루 섭취하는 것이 중요합니다. 올리브유, 참기름, 들기름, 코코넛오일 등의 식물성 지방과 목초를 먹고 자란 소의 우유로 만든 양질의 버터, 자연방목, 목초로 키운 동물의 지방이 질 좋은 지방이라 말할 수 있습니다.[6]

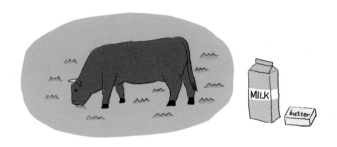

하지만 앞에서 언급했듯 현대는 먹거리나 식재료가 오염되어 있거나 각종 화학물질과 중금속, 독성물질을 함유하는 경우가 많으므로 최대한 항생제나 방충제, 농약 등을 사용하지 않고 생산한 제품, 친환경 제품, 사료 또한 인공사료보다는 자연 그대로 방목해서 기른 자연 그대로의 법칙에 맞게 자라온 동물이나 식물을 섭취하는 것이 중요합니다.

모든 것은 과유불급입니다. 칼로리 과잉, 어느 한 쪽에 치우친 영양소 섭취는 키 성장뿐 아니라 건강에도 좋지 않습니다. 특히 지용성 비타민인 비타민 A, D, E, K는 일일권장량을 초과해서 섭취할 경우, 몸속에 독소로 쌓이므로 좋지 않습니다. 성장에 가장 중요한 단백질과 칼슘만 많이 먹는다고 키가 쑥쑥 자라는 것도 아닙니다. 항상 균형이 중요합니다. 모든 것은 조화가 가장 중요함을 잊지 말아야 할 것입니다.

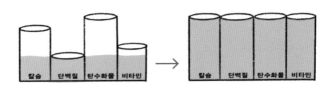

## 방해요소 칼슘의 흡수를 방해하는 음식

신맛이 많이 나는 과일은 유기산이 많이 들어있습니다. 예를 들어 레몬, 라임, 살구, 키위, 파인애플, 자몽 등이 있습니다. 적당량을 먹으면 문제가 되지 않고 피로회복 등에 도움이 됩니다. 하지만 과량으로 먹을 경우, 칼슘의 흡수를 방해해서 키 성장에 도움이 되지 않습니다.

그리고 패스트푸드나 인스턴트 식품에는 인산이 들어있는 경우가 많습니다. 인산은 칼슘을 몸 밖으로 배출시키는 역할을 하기 때문에 뼈 성장에 도움이 되지 않습니다. 탄산음료에 특히 인산 함유량이 높습니다. 탄산음료는 식욕을 강하게 일으키는 액상과당과 뼈를 약하게 하는 인산의 주된 공급원입니다.[7]

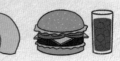

## 키 성장과 미량원소

키 성장에서 가장 중요한 것은 바로 키를 키우는 연료가 되는 영양소입니다. 단백질, 지방, 탄수화물, 비타민, 무기질 등이죠. 그런데 키 성장에 필수적인 영양소 중 가장 부족하기 쉬운 것이 무엇일까요? 그건 바로 비타민, 무기질인 미량원소입니다.

그럼, 이 미량원소에 대해 좀더 자세히 알아볼까요?

먼저 비타민C에 대해 알아보겠습니다.

활성산소라는 말을 들어보신 적 있나요? 우리 몸은 호흡을 통해 공급받은 산소를 에너지를 만드는 데에 씁니다. 이렇게 쓰고 남은 산소의 찌꺼기, 즉 변형되어 세포에 손상을 일으킬 수 있는 산소를 '활성산소'라고 합니다. 이런 활성산소가 신체 내에 많아지면 피로감이 일어나고, 오래되면 피부의 노화 등을 일으킵니다. 심하게는 활성산소가 비정상적인 세포를 만들어 이 세포가 암세포로 변형되는 일도 일어날 수 있습니다. 이런 활성산소를 제거하는 것을 '항산화'라고 하는데, 항산화제의 대표주자가 바로 비타민C인 것입니다. 와~, 그러고 보니 비타민C는 성장뿐 아니라 인간의 삶 평생에 걸쳐 정말 중요한 영양소네요.

다음으로 비타민D는, 칼슘과 연관되어 성장에 매우 필수적인 비타민입니다. 뼈의 성장뿐만 아니라 다양한 세포의 성장에도 관여하고 있는 비타민D는, 면역세포 중 티세포(T-cell)와도 연관되어 우리 몸의 면역력에도 중요한 작용을 합니다. 앞에서 얘기한 별명처럼 '선샤인 비타민'이라 불리니까 햇볕만 쬐면 충분히 공급된다고 생각할 수 있는데, 현재 우리 아이들의 생활을 들여다보면 햇볕을 충분히 쬐는 것이 쉬운 일이 아닙니다. 아침 일찍 학교에 가서 밤늦게까지 실내에서 생활하고, 야외에서도 선크림 등을 바르고 신체 일부만 드러내고 생활하기 때문에 이것만으로는 부족할 확률이 높습니다. 게다가 미세먼지나 각종 바이러스 등 갈수록 심해지는 대기 및 환경오염으로 피부를 통한 비타민D의 합성이 점점 어려워지고 있습니다. 그러므로 고등어, 꽁치 등에 포함된 생선 기름, 버섯, 치즈 등으로 비타민D를 체내에 잘 공급해야 할 것입니다.

마지막으로 아연은 칼슘과 더불어 성장에 필수적인 무기질이지요. 아연은 세계보건기구(WHO)에서도 대체로 부족하기 쉬운 미네랄이라고 발표하면서 충분한 섭취를 권장합니다. 아연은 수백 가지의 인체 효소시스템에 관여합니다. 아연이 부족하면 입맛이 떨어지기 쉽고, 성장 발달뿐만 아니라 생식기능, 에너지 대사, 면역기능, 인슐린 분비 기능, 세포 분열, 상처 회복, 염증 치유 능력 등이 떨어지기 쉽습니다. 성장기 어린이에게 아연이 결핍될 경우, 피로감, 회복 지연, 탈모, 면역력 약화, 2차성징의 지연 등이 나타날 수 있습니다.

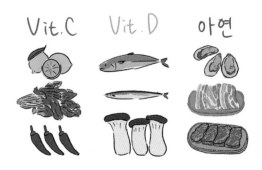

아연이 풍부한 음식 중 대표적인 것이 바로 굴입니다. 그런데 아이들은 굴을 싫어하거나 먹지 않는 경우도 많습니다. 굴을 싫어한다면, 양고기, 돼지고기, 소고기, 완두콩, 땅콩 등으로 보충하는 것이 좋겠네요.


## 환경호르몬과 성장


환경호르몬은 일회용기, 각종 살충제, 소독제 등에서 분비되는 것으로, 생물체에서 정상적으로 생성되고 분비되는 물질이 아니라 인간의 산업활동을 통해서 생성된 물질을 말합니다. 이 호르몬은 생물체 내에 들어가서 마치 호르몬처럼 작용하여, 체내 내분비계의 정상적인 기능을 방해하거나 혼란을 일으킵니다.

그 종류로는, 각종 산업용 화학물질과 연료물질, 살충제, 제초제 등의 농약류, 유기 중금속류, 쓰레기 소각장에서 주로 발생하는 다이옥신류, 호르몬 유사물질인 식물성 에스트로겐, 주로 산부인과에서 피임약 등으로 사용하고 있는 합성 에스트로겐류(의약품) 및 기타 식품 및 식품 첨가물 등이 있습니다. 먹거리뿐만 아니라 현대사회를 둘러싸고 있는 환경 전체에 엄청나게 많은 환경호르몬이 존재하고 있어요.

이 환경호르몬이 인체에 주는 영향은, 남성의 여성화, 남성의 정소 축소 등의 생식기능 장애뿐만 아니라 성장 장애 및 각종 암을 유발합니다. 따라서 키 성장을 위해서 뿐 아니라 건강을 위해서 일상생활이나 산업활동에서 환경호르몬이 발생하지 않도록 주의해야 하고 접촉을 최소화하도록 노력해야겠습니다.

특히 가장 유명한 환경호르몬인 다이옥신은 염소로 치환된 두 개의 벤젠핵을 산소로 결합한 유기 화합물로서, 독성이 강하며 암을 유발하거나 기형아 출산의 원인이 됩니다.[8]

그렇다면 일상생활 속에서 환경호르몬의 피해를 줄이기 위해서는 어떤 노력이 필요할까요?

먼저 컵라면과 같은 플라스틱 용기에 담긴 음식물을 먹지 않습니다. 그리고 캔 음료나 캔에 담긴 음식물을 먹지 않도록 합니다. 특히 캔에 열을 가한 제품에 주의해야 합니다. 집에서 음식물을 보관할 경우 플라스틱 용기나 랩을 사용하지 않으며, 전자레인지로 음식을 데울 때 특히 주의해야 합니다. 또한 과다하게 농약을 친 과일이나 채소는 먹지 않습니다. 염소계표백제와 세정제, 염소표백된 종이 등을 사용하지 않는 것도 필요합니다. 아이들이 가지고 노는 플라스틱 장난감은 입에 넣지 않도록 주의해야 합니다.[9]

## 방해요소 패스트푸드, 인스턴트 식품

패스트푸드, 인스턴트 식품이 키 성장을 방해할 뿐 아니라 건강 전반에 해롭다는 것은 다들 알고 있습니다. 하지만 어른들보다 더 빡빡한 스케줄로 움직이는 요즘 아이들. 학교 끝나자마자 각종 학원으로 향하는 아이들은 시간이 부족해 간편하게 먹을 수 있는 패스트푸드를 자주 먹습니다. 요즘은 편의점에서 간단하게 먹을 수 있는 각종 인스턴트 식품이 많아서, 학원 가기 전에 잠시 들러 선 채로 음식을 먹는 아이들을 흔하게 볼 수 있죠. 하지만 앞에서 설명했듯이 이런 음식에는 인산이 들어가 있는 경우가 많아서, 칼슘, 아연 등의 성장에 필수적인 영양소를 몸 밖으로 배출시켜 뼈 성장에 방해가 됩니다. 그러니 가능한 한 이런 식품들을 덜 섭취하도록 해야 합니다.

또 키 성장에는 인도 필요한데, 과량으로 섭취할 경우에는 뼈를 약하게 만들죠. 뼈 속 칼슘과 인의 비율은 약 2:1입니다. 인은 우유나 유제품, 육류, 곡류 등의 많은 식품에 풍부하기 때문에 인의 결핍은 흔하지 않습니다. 오히려 현대에는 여러 가지 가공식품과 탄산음료의 섭취가 과도해져 칼슘을 소변으로 배출하는 등 키 성장에 방해가 되기도 합니다.

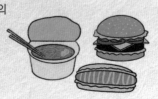

## 양방의 성장 치료

양방 병원의 대표적인 성장 치료로는 성장호르몬 주사와 영양제 처방이 있습니다. 양방 병원에서는 키가 작고 성장이 느린 아이들 중 성장호르몬이 병적으로 결핍되어 있는 경우에 성장호르몬 주사를 사용합니다. 이런 경우에는 성장호르몬 치료를 받는 것이 적절하게 여겨집니다. 하지만 최근엔 성장호르몬 결핍 상태가 아닌 아이들에게도 무작정 호르몬 주사 치료를 유도하여 다른 부작용을 일으키는 사례들도 있습니다.

그렇다면 성장호르몬은 무엇인지, 어떤 작용을 하는지, 부작용은 무엇인지 간단하게 알아볼게요.

먼저 호르몬이란 그리스어 '자극하다', '일깨우다'에서 비롯된 말로, 사람의 정신적, 신체적 균형을 유지하기 위해 여러 기관들끼리 정보를 전달하는 화학물질입니다. 호르몬은 분비하는 장소가 있고 호르몬이 작용하는 기관이 따로 있어 호르몬을 통해 두 기관 사이에 정보가 끊임없이 전달되지요. 우리 몸에는 이러한 호르몬이 약 80여 종가량 분비되고 있으며, 기관 사이의 끊임없는 정보 교환을 통해 우리의 몸이 항상성을 유지하도록 해주고 있어요. 성장호르몬은 이 호르몬들 중의 하나입니다.

성장호르몬은 어린이와 청소년의 성장을 촉진함과 동시에 신체

구성, 체액, 근육 및 뼈 성장, 당 및 지방대사, 그리고 심장 기능을 조절하는 데 도움이 됩니다. 합성으로 생산되는 성장호르몬은 병원에서 치료약으로 처방하는 데 주로 쓰입니다. 합성 성장호르몬은 1985년에 개발되어 어린이와 성인을 위한 특정 용도로 미국 식품의약국(FDA)의 승인을 받았습니다. 어린이의 경우 성장호르몬 결핍을 유발하는 터너 증후군, 프라더-빌리(Prader-Willi) 증후군, 만성신질환 등을 앓는 경우의 성장 저하와 성장호르몬 결핍증을 치료하기 위해 승인되었습니다.

그런데, 뒤에서 자세히 언급하겠지만, 성장호르몬 치료가 위의 질환을 앓고 있는 아이들에게 이루어지지 않고, 단순히 또래보다 키가 좀 작은 정상적인 아이에게 시행되는 것은 무리가 있습니다. 최종적인 키 성장 효과 여부도 의견이 분분하고, 주사를 직접 아이 몸에 매일 주입하는 괴로움, 값비싼 비용(몸무게에 따라 다르지만, 평균적으로 1년에 약 1000만 원, 한 달에 약 70~80만 원 이상)뿐 아니라 심각한 부작용이 따르는 치료이지요. 인위적으로 투여된 성장호르몬은 당뇨병, 갑상선기능저하증, 각종 근육질환, 미세혈관 장애뿐 아니라 백혈병, 조기 사망 등의 부작용이 있습니다.[10] 그리고 아직 밝혀지지 않은, 알 수 없는 심각한 부작용들이 있을지 모릅니다.

성장호르몬의 분비를 감소시키는 대표적인 5가지 자극은 성장호르몬, 렘수면, 포도당, 코르티솔(부신피질호르몬), 유리지방산입니다. 즉 외부에서 성장호르몬이 공급되면 우리 몸에서 자연스럽게 분비되는 성장호르몬은 감소한다는 말이지요. 앞에서 언급했듯이 우리 몸의 호르몬 체계는 매우 복잡하게 얽혀 있습니다. 외부에서 성장호르몬을 억지로 주입하는 치료를 하면, 체내에서 호르몬을 만들어내는 기관은 본인이 일을 안 해도 호르몬이 지속적으로 유지되니, 일을 덜 하거나 안 해도 된다고 인식합니다. 따라서 장기간의 외부 주입 주사 치료가 끝난 후에 정상적이었던 내분비계가 교란되어 오히려 성장이 저해되고, 정상적으로 잘 분비되었던 성장호르몬이 분비되지 않아 성장호르몬 결핍이 유발되는 등, 또 다른 부작용이 나타날 수 있습니다. 외부의 인위적인 성장호르몬 투여로 인해 정상적으로 분비되던 성장호르몬의 분비에 장애가 생기면, 단순히 키 성장뿐 아니라 성인이 되어서도 근력 저하로 인한 피로, 지방 분해 저하로 인한 비만, 골밀도 감소로 인한 골다공증, 탈모, 혈당 이상, 면역계 이상 등의 부작용을 앓을 수 있습니다. 이렇게 되면, 이로 인한 질환들을 막기 위해 평생 성장호르몬을 외부에서 공급받으면서 살아야 되겠지요. 이는 성장호르몬뿐 아니라 인슐린, 에스트로겐, 스테로이드, 갑상선호르몬 등 다른 호르몬 치료 또한 마찬가지입니다.

결론적으로 성장호르몬 주사는 키 크는 주사가 아니라, 병적인 저신장 치료제입니다.

영양제 치료 또한 의견이 분분하지요. 앞에서도 언급했듯이 모든 영양소는 공장에 들어가서 합성된 영양제보다는 자연에서 온 음식을 그대로 섭취하는 것이 가장 좋지요. 상식적으로 생각해도 인간이 가공한 어떤 것이 자연이 만들어낸 것을 능가하기는 어려울 듯해 보입니다.

이와 비슷한 예로 인간이 만들어낸 나일론, 폴리에스터, 레이온 등은 처음 개발된 당시엔 값싼 가격에 강한 재질로 천연섬유를 대체할 만한 물질로 전 세계인들의 감탄을 자아냈습니다. 하지만 곧 인간이 만들어낸 이 합성섬유는 흡습성이 떨어지는 것뿐 아니라 옷을 입는 것만으로도 각종 해로운 화학물질이 피부를 통해 쉽게 흡수되어 각종 질환을 유발하는 부작용이 나타난다는 것을 알게 됩니다. 이는 2018년 미국 의학도서관의 연구에서 여실히 드러납니다. 유한하고 희소성 때문에 비싸지만 역시 면, 실크, 모 등의 천연섬유가 훨씬 인간에게 이롭고 가치가 있다는 것을 경험을 통해 이제 현대인들은 잘 알고 있습니다.

이와 마찬가지로 합성비타민제와 연관된 각종 논란과 의견은 수년 전부터 의학자들 사이에서 공공연히 이어져 오고 있습니다. 에린 미코스(Erin Michos) 미국 존스홉킨스대 심장내과의학 부교수는, 영양제 무용론을 주장합니다. 그녀는 "영양제로부터 얻을 수 있는 심혈관계에 이득이 없다는 것을 발견했다. 오히려 실질적 피해에 대한 우려가 있다. 연구 결과에 따르면 비타민D와 칼슘을 함께 먹는 사람은 뇌졸중의 위험이 증가했다."라고 최근 한 방송 프로그램의 인터뷰에서 밝혔습니다.[11]

그렇다면 과연 합성영양제를 옹호하는 분들은 무슨 이유 때문에 그럴까요? 아마도 거대 자본이 투입된 제약회사, 그리고 이 제약회사들로부터 경제적 이득을 취할 만한 사람들이 아닐까 싶습니다. 한의사로서 저희 저자들은, 인간이나 동물의 생명, 건강과 관련된 분야는 제발 자본의 힘보다는 윤리의 힘이 지배했으면 좋겠다는 바람입니다.

# 3
# 《동의보감》에 나오는 영양과 음식

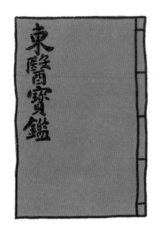

'유네스코 세계기록문화유산'으로 등
재되었고, 중국에서 대략 30여 차례,
일본에서도 두 차례나 출간된 대한민
국 한의서의 세계적인 자랑, 허준 선생
님의 《동의보감(東醫寶鑑)》에는 식습
관과 음식에 대하여 어떤 내용이 적혀
있는지 알아볼까요? 더불어 키 성장뿐
아니라 건강한 식습관과 영양에 대해
한의학적으로 어떻게 적어 놓았는지 분석해보겠습니다.


## 담백한 음식 위주로 먹기

《내경》에, "정(精)은 곡식에서 생긴다."고 하였다. 또, "정이 부족하면
음식으로 보한다."고 하였다. 발효시켜 향기가 진한 음식은 정을 생기
게 할 수 없고 담담한 음식만이 정을 보할 수 있다. 《홍범》에서 맛을 논
하며 "곡식에서 단맛이 나온다."고 하였다. 이 세상의 음식 중에 오직
오곡만이 참다운 맛을 가졌기 때문에 곡식을 담담하게 먹는 것이 정을
가장 잘 보양하는 방법이다.[12]

상진자의 《양생문》에, "술을 많이 마시면 혈기가 어지러워지고, 음식

을 담백하게 먹으면 신(神)과 혼(魂)이 저절로 편안해진다. 아침에 양치하는 것보다 밤에 양치하는 것이 낫다."하였다.[13]

음식을 담백하게 먹어야 좋다는 말은《동의보감》에 자주 등장합니다.《동의보감》은 양생, 즉 건강하게 살아가는 법을 강조한 예방의학적 측면이 두드러진 책이기도 합니다. 질병에 걸리지 않고 건강하려면, 기본적으로 자극적인 음식과 기름진 음식을 적게 먹고 산나물, 채소, 곡식 등의 담담한 식재료로 간이 세지 않게 만든 음식 위주로 먹는 것이 좋다는 말입니다. 이는 앞에서 언급한 것처럼, 당이나 지방 함유량이 높은 음식은 성장에 도움이 되지 않는다는 말과도 통합니다. 또한 자극적인 조미료 등이 많이 들어간 인스턴트 식품을 피하라는 의미이기도 하겠지요.

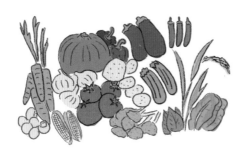

## 방해요소 당이나 지방이 많이 든 음식

당분이 많이 들어가서 달달한 과자나 음료수, 음식들은 아이들이 특히 좋아하죠? 간편하게 마실 수 있는 각종 탄산음료와 과일주스, 초콜릿, 아이스크림, 감자튀김, 스낵류 등은 탄수화물 함량이 높아 건강에도 좋지 않습니다. 그리고 장기간 섭취하면 비만을 초래하므로 키 성장에 방해가 됩니다.

당분에는 모두가 간과하기 쉬운 과당도 포함됩니다. 과당은 과일에 함유되어 있는데, 중성지방을 늘려서 비만을 초래합니다. 소아 비만은 성조숙증을 유발해 키 성장에 좋지 않습니다. 흔히들 설탕과 탄수화물에 대해서는 우려하면서도 과일에 들어있는 과당은 좋다고 생각하기 쉽죠. 그러므로 과일은 적당량만 드시고, 특히 과일을 먹을 때 통과일로 먹는 것이 좋고, 말린 과일 형태나 과일주스로 섭취하는 것은 줄여야 합니다. 말린 과일이나 주스는 통과일로 먹을 때보다 당 함량이 훨씬 올라가기 때문입니다.

그리고 지방이 풍부한 고기는 풍미가 있어서 아이들뿐 아니라 남녀노소 많은 분들이 좋아합니다. 아이들이 가장 좋아하는 음식 중 하나인 치킨! 닭고기를 밀가루 등의 반죽에 묻혀 식물성 기름에 튀겨낸 치킨은, 닭고기 자체의 지방보다 튀겨낸 기름으로 인해 지방의 함유량이 높은 음식이 됩니다. 지방이 많은 음식은 칼로리가 높아 역시 비만을 초래하므로 키 성장을 방해하죠. 일찍 찾아온 성조숙증으로 초경도 빨리 오고, 성장판이 닫히는 속도가 빨라져 더 클 수 있는 상황을 빨리 종료시킨답니다.

## 잠자리에 들기 전 과식하지 말 것

상진자의 《양생문》에, "저녁에 먹는 것보다 새벽에 먹는 것이 좋다. 귀가 울면 반드시 신(腎)을 보해야 하고, 눈이 어두우면 반드시 간(肝)을 치료해야 한다. 마시는 것을 절제하면 비(脾)가 저절로 튼튼해지고, 생각을 적게 하면 신(神)이 반드시 편안해진다. 땀이 날 때는 바람에 마주하여 서 있지 말고, 빈속에 차를 많이 마시면 안 된다."고 하였다.[14]

잠자리에 들기 전 과식하지 말라는 것 또한 앞에서 언급했죠. 위의 문구에서 새벽에 먹는 것이 좋다는 말은, 과거 농경사회에서는 초저녁에 일찍 잠들어 새벽 5시 즈음에 일어나는 것이 일반적이었으므로 자고 일어난 아침에 식사를 하는 편이 저녁에 먹는 것보다 건강을 지키는 식습관이라는 것을 의미합니다. 그리고 빈속에 차를 마시면 차 속의 카페인이 위를 손상시키므로 건강을 해치는 행위가 됩니다.

이렇게 최근 들어서 우리가 연구를 통해 밝혀낸 건강에 좋은, 그리고 건강을 해치는 식습관에 관한 내용을, 400여 년 전 허준 선생님께서는 《동의보감》에 써 놓으셨네요.

## 과식을 피할 것

《영추》에, "음식을 갑자기 많이 먹으면 배가 불러 오르고, 생활에 절도가 없고, 힘을 너무 많이 쓰면 양락맥(陽絡脈)이 상한다. 양락맥이 상하면 혈이 바깥으로 넘치고 혈이 바깥으로 넘치면 코피가 난다. 음락맥(陰絡脈)이 상하면 혈이 안으로 넘치고 혈이 안으로 넘치면 변혈이 된다."고 하였다.[15]

단계의 《음식잠》에, "부모가 남겨주신 귀한 몸이 음식 때문에 상하는 경우가 허다하네. 여기 있는 이내몸은 허기와 갈증이 자주 일어 음식을 해 먹으며 살아가게 되어있다. 저 어리석은 사람들은 입맛대로 맛있는 음식을 지나치게 먹으니 질병이 벌떼처럼 일어나 병에 걸리는 것이다. 그 기미는 아주 미약하지만, 입맛이 당기는 대로 지나치게 먹다 보면 자기도 모르게 갑자기 병이 생기게 된다. 이렇게 되면 마시지도 먹지도 못하여 부모에게 걱정을 끼치고 의사를 찾고 기도하며 여러 가지 방법을 쓰게 된다. 산골에 사는 가난한 사람들은 담박한 맛에 익숙하므로 움직임이 굼뜨지 않고 몸도 편안하다. 똑같은 기와 똑같은 몸을 타고났으나 나에게만 유독 병이 많은 사실에서 하나의 실마리를 깨닫는다면, 거울에 먼지가 걷혀서 맑아지는 것과 같을 것이다. '음식을 절제하라.'고 한 것은 《주역》의 상사(象辭)이고, '작은 것을 아끼다가 큰 것을 잃는다.'

고 한 것은 맹자가 풍자한 것이다."고 적혀 있다. [16]

이 역시 앞에서 언급된 내용이지요. 과식은 길게 보면 비위를 손상시켜 키 성장에 도움이 되지 않는 것은 물론, 성장기 아이들뿐 아니라 모든 사람들에게 해당되는 건강을 해치는 나쁜 식습관이지요.

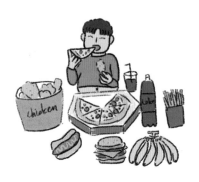

## 여름에는 차가운 음식을 피할 것

《위생가》에, "사계절 중 여름에 조섭하기 힘든 것은, 음이 속에 숨어들어 배가 차갑기 때문이다. 신(腎)을 보하는 약이 없어서는 안 되고 차가운 음식은 먹지 말아야 한다. 심(心)은 성하고 신(腎)은 쇠하니 무엇을 주의해야 할까? 정기(精氣)가 새어나가는 것을 특히 경계해야 한다. 잠자리는 조용하고 밀폐된 곳이라야 하고, 생각은 고요히 하여 심기(心氣)를 고르게 해야 한다. 얼음물과 채소, 과일은 사람에게 좋지 않으니 가을이 되면 학질, 이질이 생길 것이다."라고 하였다.[17]

    여름에는 날씨가 더우니 차가운 음식을 먹고 마시고 싶어집니다. 하지만 우리 선조들은 건강을 위해 복날에는 꼭 삼계탕을 먹었지요. 인삼도 따뜻한 성질의 약이고, 닭도 따뜻한 성질을 가진 재료입니다. 우리 선조들은 왜 가장 더운 한여름인 초복, 중복, 말복에 삼계탕을 먹는 풍습을 만들었을까요? 바로 위의 《동의보감》에도 언급된 것처럼, 여름에 차가운 음식을 많이 먹으면 장이 손상되어 학질이나 이질 같은 병에 걸릴 수 있기 때문에 건강을 지키기 위해 복날을 따로 만들어 이날이라도 예방적 차원에서 따뜻한 음식을 약으로 먹으라는 지혜에서 비롯된 것입니다. 특히 아이들은 위

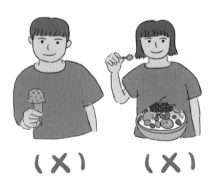

와 장이 약하므로 덥다고 여름에 차가운 아이스크림이나 얼음 등을 과도하게 먹으면, 이들 장부가 손상되기 쉽습니다. 앞에서 언급했듯이 소화기는 키 성장에 아주 중요하므로 이를 꼭 실천해야 건강뿐 아니라 키 성장에도 도움이 됩니다.

### Q&A 밥만 잘 먹어도 키가 크나요?

사실 균형 잡힌 식단으로 규칙적인 식습관을 가지고 성장에 도움이 되는 좋은 음식 위주로 잘 먹고, 비염, 아토피, 잦은 감기 등 기저질환 없이 적당한 운동과 수면 습관이 지속된다면, 성장 치료가 필요없겠지요. 하지만 현실은 그렇지 않은 경우가 많습니다. 그래서 많은 부모님들이 키 성장 치료에 관심을 보입니다.

그런데 키 성장은 아주 많은 부분들이 유기적으로 연결되어 있어서 복잡한 작용으로 이루어집니다. 그중 매우 중요한 한 부분이 식사, 즉 충분한 영양 섭취이지요. 몸이 고될 정도로 일하는 양이 많고 수면시간도 짧으며 스트레스를 많이 받으면, 세 끼 식사를 균형 잡히게 잘 하더라도 몸이 피로해집니다. 이러한 이유로 식사를 잘하는 어른들도 피로감이 심해지면 본인 몸에 맞는 보약을 드시러 한의원을 찾아오시죠.

마찬가지로 밥을 잘 먹는 아이들도 키 성장에 도움이 되는 녹용, 우슬, 보골지 등의 보양제(補陽劑)가 들어간 한약을 처방받는다면 더욱 키가 잘 자라겠지요. 여기서 보양제는 아주 단순한 예를 들어 놓은 것이고, 아이들 각자의 몸 상태에 따라 약재 종류는 달라집니다. 보음제(補陰劑)가 들어가야 잘 자라는 아이, 과도한 열을 꺼주는 것이 성장에 더 도움이 되는 아이 등등, 한의학적 변증에 따라 처방이 달라지니 먼저 정확하게 진찰하는 것이 필요하다 하겠습니다.

# 4
# 키 성장에
# 도움 되는
# 음식 레시피

키 성장에 관심이 많은 어머님들이 성장에 도움이 되는 한약 처방 뿐 아니라 늘 먹는 음식을 정성스럽게 만들어준다면, 이를 통해 아이들의 키가 훨씬 쑥쑥 자라겠지요?

　사실 키 성장에 도움이 되는 약재들이 있지만 사람마다 다 다르고, 체질마다 약이 될 수도 독이 될 수도 있으므로, 항상 그 아이의 상태에 따라 가감이 달라지기 마련입니다.

　마찬가지로 음식 또한 크게 보면 약이므로 우리 아이의 현재 몸 상태나 타고난 체질을 고려하여 다음의 레시피를 참고한다면 더욱 좋을 것 같습니다. 예를 들어 '귤말랭이'는, 소화기가 약해서 자주 체하고 음식을 거부하는 친구들이 자주 먹으면 그야말로 약이 되는 음식입니다. '마과자'도 마찬가지로 소화기가 약한 친구들에게 도움이 되는데, '귤말랭이'가 잘 맞는 친구들과의 차이는 자주 체하지는 않지만 기운이 없고 얼굴빛이 누렇고 비위가 허해서 음식을 잘 먹으려고 하지 않는 친구들에게 도움이 된답니다. 하지만 음식을 잘 먹고 잘 체하지 않는데 부모님 평균 키가 작으면서 키가 크지 않는 친구들은, 키를 키우는 근원 중 하나인 하초의 양기를 보충해줄 수 있는 영양식인 '오골계탕'을 먹이는 것이 도움이 됩니다. 그리고 열이 많으면서 성장이 더딘 친구들에겐 차가운 성질의 돼지고기로 만든 음식인 '돼지고기 김치쌈'이 좋습니다.

## 오골계탕 [18]

오골계는 일반 닭고기에 비해 지방이 적고 필수 아미노산, 칼슘, 인 등이 많이 들어있어 키 성장에 도움이 되고, 성장기 어린이에게 좋은 DHA가 풍부합니다. 오골계는 허약한 사람의 체력을 강화시켜주기 때문에 옛날부터 중국과 우리나라에서는 보양식으로 이용되어 왔습니다.

오골계는 한자로 까마귀 오(烏)자에 뼈 골(骨)자를 써서, 뼈가 까마귀처럼 검다고 하여 붙여진 이름입니다.《동의보감》'탕약' 편에는 오골계가 오자계(烏雌鷄)로 기록되어 있습니다. 오골계는 청나라 왕실에서 복용했고, 우리나라에서는 고려말 공민왕 때의 요승(妖僧) 신돈(辛旽)의 이야기에 오골계가 나오고 신라시대 왕실에서도 먹었다고 전해집니다.

오골계에는 뼈는 검으면서 털은 흰 것, 뼈와 고기가 모두 검은 것, 털이 검은색과 흰색이 섞여 있으면서 뼈는 검은 것, 고기는 희고 뼈만 검은 것 등 종류가 다양한데, 특히 혀가 검은 오골계는 뼈와 고기가 모두 검은색입니다. 이시진(李時珍)이라는 중국 의학자가 의약에 사용되는 자연물을 기록해 놓은 자연과학서인《본초강목(本草綱目)》에는, 살과 뼈가 모두 검은 것이 가장 약효가 강하다고 기록되어 있습니다. 오골계와 검정깨를 같이 넣어 요리하면 면역기능이 강화되고, 노화가 방지되며, 피부미용에 좋습니다.

하지만 감기로 열이 나거나 기침을 하면서 가래가 많을 때는 먹지 않는 것이 좋으며, 설사하는 사람 중에 급성 세균성이질로 인한 장염 환자는 피하는 것이 좋습니다.

〈재료〉

오골계 - 600g 1마리 / 찹쌀 - 1/2컵 / 대추 - 3개 / 수삼 - 1뿌리 / 양파 - 1개 / 마늘 - 3통 / 대파 - 1대 / 물 - 12컵 / 소금 - 약간 / 통생강 - 약간 / 후춧가루 - 약간

〈설명〉

오골계는 허약하고 피로하며 연약한 것을 보하고 당뇨에 좋습니다. 임산부에게도 유익하며 대하, 설사를 치료합니다. (출처 _《중약대사전(中藥大事典)》)

〈조리법〉

① 오골계를 흐르는 물에 씻으면서 기름기를 제거합니다.

② 찹쌀은 물에 씻어 1시간 정도 불립니다.

③ 대추, 수삼은 흐르는 물에 씻어 놓습니다. 양파, 마늘, 생강은 껍

질을 벗겨 큼직하게 썰어 놓고, 대파는 어슷썰기를 합니다.

④ 손질한 오골계 안에 대추, 마늘, 불린 찹쌀을 넣고 실을 이용하여 묶습니다. 냄비에 오골계, 양파, 대추, 마늘, 대파 흰 부분, 생강, 수삼, 물을 넣어 끓입니다.

⑤ 오골계가 푹 익으면 어슷어슷하게 썬 대파 파란 줄기를 마지막에 넣은 후 소금, 후춧가루로 간을 합니다.

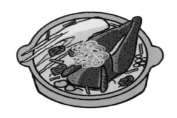

# 귤말랭이 [19]

새콤달콤 향긋한 귤은 아이들도 좋아하는 과일이죠? 그런데 귤에서 약재로 더 많이 쓰이는 것은 귤껍질입니다. 귤껍질은 오래 묵은 것일수록 좋다고 하여 약재명으로 '진피(陳皮)'라고 합니다. 진피는 한의학적으로 기가 뭉친 것을 풀어주고, 비장의 기능을 강화하여 복부창만, 트림, 구토, 메스꺼움, 소화불량 등 중초, 즉 소화기에 좋습니다. 그러므로 자주 체하고 소화기가 막혀 밥을 잘 먹으려고 하지 않는 친구들에게 이로운 약재입니다. 또한 가래가 많은 기침에 좋고 고혈압으로 인한 중풍, 심장질환, 동맥경화, 지방간에도 도움이 됩니다.

 하지만 마른기침이 심한 사람이나 피를 토하는 사람은 주의해서 먹어야 하고, 다른 음식들처럼 한꺼번에 너무 많이 먹으면 좋지 않습니다. 그리고 시중에 유통되는 귤의 껍질을 말려서 식용 약재처럼 쓰려고 한다면, 껍질에 농약이 묻어 있을 수 있으니 껍질을 베이킹파우더와 굵은 소금 등으로 깨끗이 씻어서 사용해야 합니다.

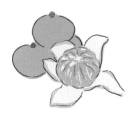 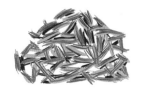

〈재료〉

귤 10개

〈설명〉

귤피는 약재명으로 '진피'이며, 식욕을 증진시키고 구토에 의한 딸꾹질, 기침이 나고 가래가 성한 증상을 치료합니다. (출처_《중약대사전》)

〈조리법〉

① 베이킹파우더로 껍질을 깨끗이 닦아줍니다.

② 굵은 소금으로 껍질을 깨끗이 닦아줍니다.

③ 끓는 물에 살짝 담갔다 빼낸 후, 앞의 과정을 2번 반복합니다.

④ 키친타월로 잘 닦아서 잠시 서늘한 곳에 말려줍니다.

⑤ 껍질째로 얇게 썰어줍니다.

⑥ 건조기에 넣고 60도로 12시간 말려줍니다.

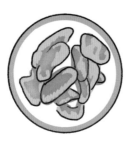

# 마과자 20

마는 다른 이름으로 '서여(薯薁)', '산약(山藥)'이라고 합니다. 산약하면 서동요가 떠오르겠죠? 백제 무왕과 관련된 설화로,《삼국유사(三國遺事)》에 따르면, 백제의 서동이 신라의 수도로 몰래 들어와서 아이들에게 마를 나누어주어 환심을 사는 한편, 신라 진평왕의 셋째 딸인 선화공주가 자신과 은밀히 접촉하고 있다는 내용의 동요를 지어 아이들에게 부르게 하여 마침내 선화공주와 결혼하고, 백제의 왕위에 오르게 되었다는 이야기입니다. 이 설화로 미루어볼 때, 마는 삼국시대에도 식용되고 있었음을 알 수 있습니다. 고려시대의《향약구급방(鄕藥救急方)》에도 수록되어 있어, 기근을 구하는 구황식으로 이용되었을 것으로 짐작됩니다.

마에는 뮤신이라는 성분이 들어있어서 위액이 위를 부식시키지 못하도록 보호하는 역할을 하는데, 마를 복용함으로써 뮤신을 섭취하게 되므로 위벽보호, 소화성궤양을 예방할 수 있습니다. 마는 한마디로 소화기가 허약하여 자주 쓰리고 복통을 호소하면서 밥을 잘 먹지 않는 친구들의 소화기를 보호하는 약재라고 보면 됩니다. 또한 마는 고혈압이나 당뇨병이 있는 사람의 영양식으로 좋으며, 과도한 스트레스가 있는 사람에게 아주 좋은 건강식입니다.

그러나 몸에 습이 많아 물살이 통통하거나 배가 더부룩한 사람에게는 좋지 않으니 주의해야 합니다.

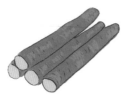

〈재료〉

마 – 1/2뿌리 / 소금 – 1꼬집 / 밀가루

〈설명〉

마는 약재명으로 '산약'이라 하며, 피부가 건조한 것을 윤기 있게 하며 몹시 허약해지고 기운이 없어 몸이 여위었을 때 쓰는 치료제입니다. 또한 산모가 아기에게 수유하는 과정에서 가슴이 붓고 아픈 것을 치료합니다. (출처 _ 《동의보감》)

〈조리법〉

① 밀가루에 소금과 물을 풀어 튀김물을 만듭니다.

② 깨끗이 씻은 마를 먹기 좋게 일정한 크기로 썰어냅니다.

③ 잘 자른 마에 튀김물을 골고루 묻혀 노릇노릇 구워냅니다.

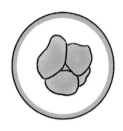

## 돼지고기 김치쌈 [21]

돼지고기는 근육과 뼈가 허약해지고 살이 야윈 것을 치료하고, 성질이 찬 편이므로 열이 많으면서 허약한 아이들의 키 성장, 몸무게 증가에 도움이 됩니다.

돼지고기는 육류 중 1인당 국내 소비량이 가장 많은 식재료입니다. 돼지고기 중 우리나라에서 가장 흔하게 먹는 삼겹살은 원래 우리말 어법에 맞지 않는 말입니다. 우리말은 '두 겹', '세 겹'이란 말을 쓰지 '이 겹', '삼 겹'이라는 말은 쓰지 않죠. 그래서 1980년대 초반까지만 해도 '삼겹살'이 아니라 '세겹살'이라는 말이 종종 사용되었습니다. 삼겹살이라는 말이 보편화되면서 1994년에 발행된 국어사전부터 정식 이름으로 등록되었지요.

돼지고기는 예전에는 삼겹살이나 갈매기살 등 일부 부위를 제외하고는 음식으로 사용된 부위가 많지 않은 편이었습니다. 이는 우리 조상들이 소고기는 귀하게 여겨 다양한 부위를 먹은 반면, 돼지고기는 비계가 많이 붙어 있는 고기로 생각해 즐기지 않았기 때문입니다. 돼지고기는 한의학적으로 차갑고 촉촉하게 하는 성질이 있으므로, 체중이 많이 나가거나 고혈압, 동맥경화, 심근경색 환자는 많이 먹지 않는 것이 좋고, 감기 초기에도 먹지 않는 것이 좋습니다. 그리고 암, 홍반성낭창, 임파결핵, 피부습진, 우피선 등이 있는 사람들에게도 좋지 않습니다.

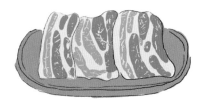

〈재료〉

돼지고기 목살 - 400g / 깻잎 - 8장 / 쪽파 - 10뿌리 / 당근 - 50g / 새우젓 - 적당량 / 붉은 고추, 풋고추 - 각 1개 / 배추김치 - 적당량

〈설명〉

돼지고기는 열로 혈맥이 막히고 근육과 뼈가 허약해지고 살이 야윈 것을 치료합니다. 돼지고기를 먹으면 살이 빨리 오르는데 그것은 살을 무르게 합니다. 또한 수은중독과 광물성 약 중독을 치료합니

다. (출처 _ 《동의보감》)

〈조리법〉

① 돼지고기는 덩어리째 핏물이 보이지 않을 때까지 삶은 다음
3~4cm 길이로 납작하게 썰어둡니다.

② 깻잎은 굵게 채를 썰고, 쪽파와 당근도 채를 썰어둡니다.

③ 풋고추와 붉은 고추를 잘게 다진 다음 새우젓과 섞습니다.

④ 배추김치는 큰 잎으로 준비해 속을 털어낸 다음, 돼지고기 삶은
것, 깻잎, 쪽파, 당근, 새우젓을 넣고 잘 감쌉니다.

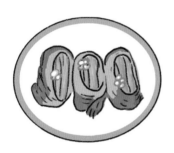

## 사례

현용이는 어렸을 때부터 많은 보살핌을 받고 자란 아이입니다. 부모님이 늦은 나이에 결혼하셔서 할아버지, 할머니가 매우 끔찍하게 아끼는 손주이지요. 그래서 몸에 좋다는 각종 음식들을 챙겨 먹이고 꾸준히 운동도 하게 하는 등, 손주의 건강을 철저하게 관리하면서 키우고 있었습니다.

하지만 현용이는 아기였을 때부터 엄마 젖도 조금만 먹고 이유식도 많이 먹지 않았으며, 먹으면 배앓이로 자주 울었습니다. 이것 때문에 소아과도 자주 가보았지만, 먹는 음식량은 도통 늘지 않았습니다. 먹는 양이 적다 보니 토끼똥 같은 둥글고 단단한 변을 보는 변비 또한 늘 달고 있었죠. 밥을 잘 먹지 않으니 당연히 키는 또래보다 한참 작았고 유치원, 초등학교에 들어가서도 항상 반에서 키가 가장 작은 집단에 속했습니다. 그리고 단체생활을 한 후, 감기가 돌거나 독감이 반에서 유행하면 대체로 옮아와서 부모님, 조부모님께 옮기기도 했습니다.

답답한 마음에 할머니가 한의원에 아이를 데리고 왔습니다. 현용이도 키가 작은 것이 스트레스였는지, 쓴 한약도 잘 먹겠다고 약속을 했습니다.

현용이를 진찰해보니, 소화기 문제가 가장 커 보였습니다. 원래 타고난 아이의 소화기도 약한데다, 감기에 걸릴 때마다 늘 먹었던 진통소염제와 항생제, 항히스타민제의 영향으로 2차적으로 소화기와 장이 타격을 받아 더욱 악화되는 양상이 반복되어 왔습니다. 또 혈액검사를 한 병원에서 철분 수치가 낮다고 처방한 철분제가 만성 변비를 더 가속화시킨 것으로 보였습니다. 철분제는 어른이 먹어도 위장관계에 매우 좋지 않은 부작용이 있어 정상 변을 보던 사람에게도 변비를 유발하는 영양제입니다. 그런데 어린아이에게 이러한 영양제를 함부로 먹이면 소화기가 크게 손상됩니다. 심각한 철 결핍이 아니라면 소고기나 양고기, 미역 등으로 만든 음식으로 철분을 보충해야 합니다.

일단 할머니께 앞으로 감기에 걸리면 소아과 약을 먹이지 말고 한의원에서 처방해주는 보험한약을 먹이라고 알려드렸고, 손상된 소화기를 돌리고 비위를 보하는 환자에게 맞는 처방을 내렸습니다. 한약을 먹은 지 25일 만에 온 현용이는 누렇게 떴던 얼굴색이 크게 좋아진 것이 보였고, 할머니 말씀으로는 밥 먹는 데 걸리는 시간이 반으로 줄었고 밥 먹는 양 또한 많이 늘었다고 합니다. 그리고 감기에 걸려야 할 시기가 한참 지났다고도 했습니다. 변도 바나나 양상에 가깝게 돌아왔고, 무엇보다 25일 만에 키가 1cm나 자랐다고 매우 기뻐하셨습니다. 비위가 약한 편인 현용이가 한약을 꼬박꼬박 잘 챙겨 먹었다고 해서 칭찬하고 머리를 쓰다듬어 주었답니다.

# 운동

1. 성장 일반
2. 성장과 운동
3. 스트레칭(근육 정렬)
4. 밴드 운동(근육 강화)

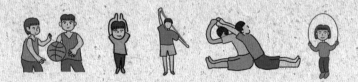

# 1
# 성장 일반

## 뼈의 구조, 성장판의 의미

성장이란, 연령의 증가에 따라 신체를 이루고 있는 장기의 무게 및 신장, 체중 등이 양적으로 증가하는 일련의 과정을 말합니다. 이러한 성장은 소아기의 대표적인 특징이라고 할 수 있습니다.

영유아 시기의 성장은 영양 상태와 밀접한 관련이 있으며, 유년기의 성장은 성장호르몬, 사춘기의 성장은 성장호르몬과 성호르몬이 함께 관여하며 이루어집니다.[1]

이런 신체의 성장과 키의 성장은 성장판을 통해 이루어지는데, 성장판은 모든 뼈에 존재하지만, 그중 키에 영향을 주는 성장판은 주로 긴 뼈, 특히 대퇴골, 상완골, 종아리뼈 등, 폭에 비해 길이가 긴 뼈들 사이에 존재하는 성장판이 키 성장에 크게 관여합니다.

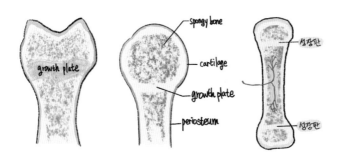

뼈대는 뼈 형성세포인 조골세포를 가지고 있으며, 뼈끝판에는 연골세포가 있습니다. 뼈끝판의 세포 중 뼈끝과 경계면에 있는 증식층에서만 세포 분열이 일어납니다. 뼈대와 가장 가까운 연골세포가 세포 분열을 멈추고 성숙층이 되면 크기가 커집니다. 크기가 커지면서 비대층이 형성되고 뼈끝판이 두꺼워집니다.

이후 커진 연골세포는 분화를 멈추고 죽어서 빈 공간이 생기고, 뼈대의 조골세포가 빈 공간을 채우면서 석회화층을 형성하며 뼈가 만들어집니다.

- 예비층 : 휴지상태의 연골세포가 존재하는 층
- 증식층 : 연골세포가 성장호르몬의 영향으로 빠르게 세포 분열을 하는 층
- 성숙층 : 연골세포가 세포 분열을 멈추고 성숙한 형태로 분화하는 층
- 비대층 : 세포 내 물질 축적을 통한 세포 비대를 이루는 층
- 석회화층 : 연골세포가 세포사하며 연골기질이 석회화되는 층
- 골화층 : 골간 쪽의 골세포와 골모세포가 석회화된 연골을 부수고 강화된 뼈조직으로 교체하는 층

성장판들은 뼈의 끝부분에 위치하여, 연골을 만들어 뼈를 길게

성장시킵니다. 이 과정에서 연골은 서서히 굳어가며 단단한 뼈로 변하는데, 사춘기 시기 급성장을 이루면서 이 연골이 굳어지면서 단단한 뼈로 변화합니다.

급성장기 동안, 새로운 연골조직들이 성장판 위로 자라고 뼈로 변하는 과정을 통해, 뼈의 길이가 길어지면서 키가 커집니다.

성장판은 평균적으로 남아의 경우 16~18세, 여아의 경우 13~14세 사이에 닫히게 되며, 이때의 연령은 골연령을 기준으로 말하는 것입니다.

성장판은 주로 손목과 어깨를 기준으로 살펴봤을 때, 아래 그림 중 왼쪽의 열려 있는 골단이 시간이 지남에 따라 오른쪽처럼 척골과 합쳐진 골단으로 변하는 것을 볼 수 있습니다.

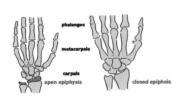

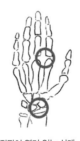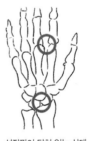

성장판이 열려 있는 상태　　성장판이 닫혀 있는 상태

## 성장을 예측하는 방법

키 성장을 예측하는 방법으로는 크게 세 가지가 있습니다.

- MPH(Mid-Parental Height) : 부모님 키의 평균을 통해 산술적으로 예측하는 방법입니다.

  딸 : {(아빠 키 – 13cm) + (엄마 키)}의 평균

  아들 : {아빠 키 + (엄마 키 + 13cm)}의 평균

- 성장판 검사를 통해 골연령(BA)과 실제 연령(CA)을 비교하는 방법이 있습니다.

- 현재 성장 상태에 따른 키를 예상하는 방법으로, 같은 출생연월의 아이 100명 중 몇 번째인지 확인해 키 백분위 수를 18세로 연장하여 성인이 되었을 때 최종키를 산출하는 방법입니다.

|    | 1st | 3rd | 5th | 10th | 15th | 25th | 50th | 75th | 85th | 90th | 95th | 97th | 99th |
|----|-----|-----|-----|------|------|------|------|------|------|------|------|------|------|
| 남자 | 162.1 | 164.4 | 165.6 | 167.5 | 168.8 | 170.8 | 174.5 | 178.3 | 180.4 | 181.8 | 183.9 | 185.3 | 188.0 |
| 여자 | 150.2 | 152.2 | 153.2 | 154.9 | 156.1 | 157.8 | 161.1 | 164.4 | 166.3 | 167.6 | 169.5 | 170.8 | 173.2 |

## 성장 그래프와 성장 골든타임

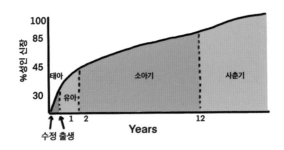

사람의 성장은 크게 4단계로 나눠볼 수 있습니다.

　가장 많이 자라는 단계인 1차 급성장기는 출생 후 2년(2세)으로, 평균 38cm(성인 신장의 25%) 정도 자라지요. 두 번째 단계로, 소아기인 3~12세에는 키가 비교적 완만하게 자라면서 성인 최종키의 80% 정도까지 자랍니다. 이후 사춘기(13~16세)는 제2의 급성장기로 남자아이는 평균 28cm, 여자아이는 평균 21cm 정도 자라게 됩니다.

　많은 사람들이 2차성징과 함께 급격하게 키가 크는 청소년기를 골든타임이라고 생각하지만, 골든타임은 바로 '7~12세'로 초등학생 시기입니다. 청소년기의 급격한 성장을 위해 영양적 기반을 마련하고 방해되는 요소를 해결하는 시기이기 때문이지요.

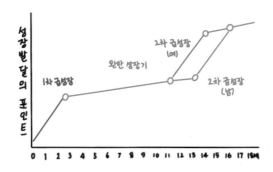

## Q&A 키 성장에 도움되는 영양제, 먹여도 될까요?

일반적으로 뼈 성장에 도움되는 대표적인 무기질은 칼슘, 인, 마그네슘으로 알려져 있습니다. 아무리 좋은 영양제와 음식을 섭취한다고 해도 그것이 체내에서 충분히 흡수되지 않으면 의미가 없습니다. 또한 아이들이 영양제만 먹는 것이 아니라 칼슘이 들어있는 다른 음식들도 섭취하기 때문에 과다한 영양제 섭취는 오히려 칼슘 과다를 일으킬 수 있습니다. 아이들의 식단을 잘 살펴보고 담당 주치의와 상의한 후, 꼭 필요한 경우에 먹이는 것이 바람직하다고 보입니다.

## 성조숙증과 성장호르몬 치료

사춘기 전 소아는 급속한 성장을 보이는데, 1차 급성장기인 유아기 이후 비교적 일정한 속도로 성장하다가 성선자극호르몬방출호르몬 파동 발생기(LHRH pulse generator)와 성선자극호르몬의 분비가 재활성화됨으로써 사춘기가 도래해 2차 급성장기를 맞이하게 되고, 이 시기에 성인 키의 15~20%가 자라게 됩니다.

사춘기 지연이 있을 경우에는 소아에게서 성장 속도가 생리적으로 느리며, 반대로 성선축의 조기 활성으로 인해 사춘기가 일찍 온 소아는, 사춘기 전 성장 기간이 정상 소아들에 비해 상대적으로 짧고, 사춘기도 정상 청소년들보다 빨리 진행되어 골연령이 역연령에 비해 빨리 증가합니다. 이때 적절한 치료를 하지 않을 경우, 골단이 빨리 닫히게 되어 최종적인 성인 키에서 손해를 보게 됩니다.[2,3]

이러한 성조숙증의 다른 부작용으로는, 같은 나이의 소아들에 비해 빠른 성 발달로 인해 아이와 부모들의 불안감이 증가하고, 조기 초경으로 인한 임신의 위험성, 조기 유방 발육으로 인한 유방암의 발달 가능성이 있습니다.[4]

성장호르몬 주사 치료로 알려진 GnRH(생식샘자극호르몬분비호르몬) agonist 주사제는, 1981년 진성 성조숙증의 치료에 처음 사용된 이후 현재까지 병원에서 널리 사용되고 있습니다. 뇌하수체에 작용하여 황체화호르몬과 난포자극호르몬의 분비를 억제시켜 사춘기의 진행과 골성숙의 속도를 늦추는 기전으로 사용되고 있습니다.

이러한 GnRH agonist 주사제 치료가 성장 속도를 분명 둔화시키지만, 성인 최종키 성장에 뚜렷한 효과가 없다는 연구 결과가 보고되고 있습니다.[5,6] 또한 GnRH agonist 치료 중에 성장 속도가 과도하게 둔화되어 오히려 성인 최종키에 부정적인 영향을 줄 수 있다는 보고도 있습니다.[7,8,9]

## Q&A 생리하면 키가 더 이상 안 자라나요?

키가 크다가 생리를 한다고 성장이 갑자기 딱 멈추는 것은 아니지만, 그 속도가 많이 느려지는 것은 사실입니다. 여자아이의 경우 사춘기의 시작은 가슴이 발달하는 시점부터입니다. 초경을 대부분 사춘기의 시작으로 알고 있지만, 초경은 신체적으로 사춘기의 완성으로 이해해야 합니다. 초경 이후에는 키와 신체 발달이 거의 종료되며, 5~8cm 정도만 자라고 성장이 멈추게 됩니다. 따라서 초경 이전에 최대한 많이 키워야 합니다.

일반적으로 초경이 빠를수록 성인 최종키는 작아질 수 있습니다. 성호르몬이 많이 분비될수록 성장판은 빨리 닫히기 때문이지요. 또한 초경이 시작되지 않았다 하더라도 이미 여성호르몬인 에스트로겐이 많이 분비되어 있으면 성장에 방해가 됩니다.

## Q&A 자위를 많이 하면 키 성장에 방해가 되나요?

네, 맞습니다. 자위를 많이 하면 키 성장에 방해가 됩니다. 잦은 자위는 한참 중요한 성장단계에 있는 아이들의 학업과 일상생활의 흐름을 방해하고, 활동을 많이 하는 낮 시간에 쉽게 피곤해지게 하며, 숙면에도 방해가 될 수 있습니다. 또한 한의학적으로 자위행위를 함으로써 나오는 정액은, 뼈의 구성 물질과 근원이 같습니다. 과도한 자위행위로 정액을 많이 배출하면 뼈의 성장을 방해할 수 있습니다.

## 성장판을 검사하는 방법과 그 의미

성장판은 골단판이라고도 하며 사람의 키가 자라게 하는 신체 부위로, 장골의 끝부분에 존재하는 연골조직입니다. 조직학적으로는 유리연골에 속하며, 장골의 길이 및 직경을 성장시키는 역할을 하지요. 무릎 쪽에 위치해 있는 것으로 알려져 있지만, 사실 성장판은 대부분의 뼈에 다 존재합니다.

성장판 검사는 엑스레이 검사를 통해 골연령을 측정하는 방법으로 진행하며, 잔여 성장을 확인합니다. 성장판이 열려 있다는 말은 성장판이 연골 상태라는 뜻으로, 연골 상태에서만 길이 성장이 가능합니다. 성장판이 닫히면서 성장판이 있던 자리에는 선 형태의

흔적이 남게 되며, 골간단(metaphysis)과 골단(epiphysis)을 나누는 선이 되기 때문에 골단선(epiphyseal line)이라고 불립니다.

사람의 뼈는 대부분 처음에는 연골조직으로 있다가 점차 단단한 골조직으로 변하게 됩니다. 이렇게 골조직으로 변화하는 부위와 범위는 대부분 연령에 비례해 비슷한 양상으로 전개됩니다. 따라서 각 연령대별로 평균적인 골 변화 양상을 통계 내어 개개인이 어느 정도의 연령에 해당하는지를 확인하여 판단하는 것이 '골연령 측정 검사(성장판 검사)'입니다.

성장판에서 세포 분열이 일어나며 키가 점점 자라게 되고, 성장판은 점차 닫히게 됩니다. 2차성징으로 성호르몬이 많이 분비될 즈음에는 키가 자라는 속도는 증가하지만, 성호르몬의 분비로 인해 성장판이 빨리 닫히는 작용이 동시에 일어나기 때문에 일정 시간이 지나면 성장판은 완전히 닫히게 됩니다.

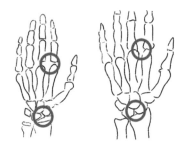

성장판이 열려 있는 상태    성장판이 닫혀 있는 상태

# 2
# 성장과
# 운동

## 운동과 뼈는 밀접한 연관이 있다

사람의 성장과 발달은 연속적으로 이루어지고, 그중에서 뼈의 형태는 연령, 성, 유전적 및 환경적 요인에 크게 영향을 받습니다. 또한 생활습관이나 음식, 규칙적인 운동 등도 뼈 성장에 많은 영향을 미친다고 할 수 있습니다.[10]

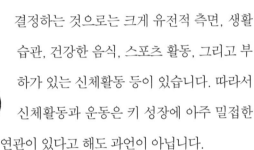

우리 몸에서 뼈는 평생을 좌우할 정도로 중요한데, 아동의 뼈 질량, 뼈 미네랄 함량 및 골밀도 등 뼈의 건강함을 결정하는 것으로는 크게 유전적 측면, 생활습관, 건강한 음식, 스포츠 활동, 그리고 부하가 있는 신체활동 등이 있습니다. 따라서 신체활동과 운동은 키 성장에 아주 밀접한 연관이 있다고 해도 과언이 아닙니다.

## 성장호르몬이 많이 나오게 하자

성장호르몬과 운동은 떼려야 뗄 수 없을 정도로 아주 밀접한 관계성을 가집니다. 성장호르몬은 하루 중에도 분비량이 계속 변합니다. 많은 사람들이 알고 있듯이 주로 잘 때와 운동할 때 많이 나옵니다. 당연히 밤에는 깊이 잘 때 많이 분비되고, 낮에는 운동할 때 근육을 쓰면서 많이 분비됩니다.

성장은 성장호르몬, 갑상선호르몬, 성호르몬, 부신피질호르몬, 인슐린과 여러 종류의 펩타이드양성장인자 등을 비롯해 복합적으로 관여하며, 유전적, 환경적인 여러 요인들에 영향을 많이 받습니다.

출생 후 성장은, 영양 상태와 밀접한 관계가 있는 유아 시기와 성장호르몬에 의존하는 소아 시기, 그리고 성장호르몬과 성호르몬이 함께 관여하는 사춘기 성장으로 구분됩니다. 성장호르몬은 성장에 가장 큰 영향을 미치는 호르몬으로서, 특히 골격계의 성장에 관여하며 출생 후 키 성장에 가장 중요한 호르몬입니다.

일반적으로 생후 3개월까지는 성장호르몬의 분비가 깨고 자는 시간과 관계가 없고, 소아기에는 성장호르몬의 기저 농도가 낮았다가 나이가 들수록 서서히 증가합니다. 성장호르몬은 혈중 성장호르몬방출호르몬에 의해 합성과 분비가 증가되고 성장호르몬분

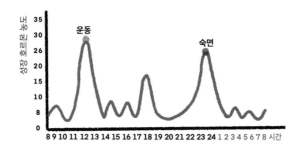

비억제호르몬에 의해 분비가 억제되는데, 숙면, 운동, 신체적 혹은 정신적 스트레스, 단백질 및 당질의 섭취 증가 등의 영향으로 신경펩타이드와 신경전달물질 분비가 조절됩니다.

성장호르몬의 분비 양상은 발작적이며 수면과 깊은 관계가 있어 총 분비량의 3분의 2가 야간에 분비되고, 수면 후 첫 2시간에 가장 많이 분비되며, 하루 평균 8회의 발작적 분비가 일어납니다. 이런 이유로 성장기 아이들이 너무 늦게 잠자리에 들지 않도록, 늦어도 밤 10시에는 잠자리에 들어서 충분한 수면시간을 확보하면서도 숙면을 취할 수 있도록 부모님들이 도와주어야 합니다.

또 성장호르몬은 외부자극에 대하여 신속하게 반응하기 때문에 규칙적인 운동은 성장호르몬의 긍정적 변화를 유발한다는 연구 결과도 있습니다.[11] 따라서 아이들이 30분 정도의 규칙적인 운동을 함으로써 밤에 성장호르몬 분비가 왕성하게 이뤄질 수 있도록 습관을 들이는 것이 좋습니다.

서양의학에서 성장 장애에 많이 사용되는 치료 방법인 성장호르몬 치료는, 키가 작은 정상 아이의 키를 크게 하는 데 별 도움이 안 된다는 견해가 있으며, 저신장 소아가 가질 수 있는 키에 대한 열등감, 자신감 결여 등의 심리적 문제에 대해서도 성장호르몬 치료로 기대되는 심리적 만족감의 회복 또한 크지 않은 것으로 밝혀졌습니다.[12,13]

## 비만은 키 성장에 큰 방해요소

비만이란 지방세포의 수가 증가하거나 크기가 커져 피하층과 체조직에 과도한 양의 지방이 축적되어 있는 상태를 말합니다.

급속한 경제성장으로 생활환경이 편리해지고 활동량이 부족해지면서 열량 소비는 감소하는 반면, 식생활은 서구화되면서 열량 섭취가 증가해 소아 비만증이 급격히 늘어나고 있습니다. 소아, 청소년의 비만은 성인 비만으로 진행되기 쉽고, 대사증후군, 심혈관 질환, 위장 질환, 폐 질환, 골관절 질환, 인슐린 저항성 등의 합병증까지 동반할 수 있어 성인기 건강에도 나쁜 영향을 미칩니다.[14] 평생 동안 건강한 식습관과 규칙적인 운동을 요하는 치료하기 어려운 만성질환인 것이죠.

소아 비만은 유아기에서 사춘기까지 학동기 어린이들의 비만을 의미합니다. 키에 비해 몸무게가 20% 이상 많이 나가는 상태를 말합니다.

아이들의 비만은 당연히 성장에 악영향을 끼칩니다. 성장 발육이 가장 활발한 시기의 어린이가 비만해지면, 혈중 콜레스테롤과 중성지방의 증가로 인해 성호르몬 분비가 촉진되어 사춘기가 빨라지고, 성장호르몬의 분비량이 상대적으로 줄어들어 성장판이 빨리 닫히게 됨으로써 키 성장이 멈추게 된다는 연구 결과가 있습니다.[15] 즉, 소아기의 비만이 골 성숙을 촉진시키며,[16,17] 경우에 따라서는 최종키를 작게 만드는 원인이 된다는 것이죠.

특히 소아 비만의 가장 큰 위험은, 비만으로 인한 정서적 장애가 발생할 수 있다는 점입니다. 아이들의 자신감이 떨어져 다른 사람들 앞에 나서기를 꺼리고, 심하게는 우울증까지 생기기도 합니다. 성인이 된 이후까지도 성격 형성과 대인관계에도 악영향을 미칠 수 있습니다.

따라서 성장기 아이들이 비만해지지 않도록 좋은 식습관을 길러주고, 동시에 운동과 신체활동을 적극적으로 독려해야 할 것입니다.

### Q&A 키 성장과 다이어트를 병행할 수 있나요?

성장기에 과도한 다이어트는 성장에 방해가 됩니다. 한창 성장기인 아이들에게는 충분한 영양 섭취가 중요합니다. 성장기 무리한 다이어트는 건강에 악영향을 미치는 만큼 갑자기 음식량을 줄이는 다이어트는 하지 말아야 하지요. 1cm가 크면 1kg 감량 효과가 있는 만큼, 성장기에 다소 비만한 아이들은 키를 키우는 방향으로 다이어트를 하는 것이 좋습니다.

## 성장에 필요한 운동 및 운동의 강도와 빈도

성장기 아이들에게는 다양한 신체활동과 더불어 큰 근육군을 사용하는 달리기, 사이클링, 수영 등의 유산소 운동이 좋은데, 주 3회, 최소 30분, 여유심박수의 75%로 운동하는 것과 주 7회 30~60분 정도의 다양한 신체활동에 참여를 권장합니다.[18]

규칙적인 신체활동은 뼈의 신진대사에 효과적이며, 성장과 더불어 골절의 위험성을 줄일 뿐만 아니라 체력 증진에 도움이 됩니다. 또한 신체활동과 스포츠 활동이 청소년기의 대퇴부 뼈 건강을 결정하며, 뼈 밀도 및 구조와 밀접한 상관관계를 보이고 있습니다.

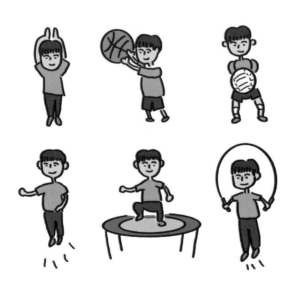

소아의 경우 해부학적, 생리학적으로 성숙하지 못하므로 무거운 중량은 뼈와 관절의 성장에 손상을 줄 수 있기에 운동 강도는 최대 근력의 70%를 넘어서는 안 되며, 반드시 복합관절 운동을 8~10회 반복하여 1~2세트 정도 실시하도록 권장하는 연구 결과도 있습니다.[19] 따라서 무리하게 과도한 운동은 삼가야 합니다.

체중이 감소하면 내장지방도 감소합니다. 특히 유산소 운동을 하면 내장지방이 감소할 수 있으며, 유산소 운동량이 많을수록 내장 비만이 현저하게 감소하는 효과가 있습니다(dose-response relationship).[20]

유산소 운동 중에도 걷기 운동은 여러 질병의 예방과 치료, 체력 향상에 도움이 될 뿐만 아니라 정서적 측면에도 긍정적으로 작용합니다. 이에 따라 운동 부족과 스트레스 등으로 인해 신체적, 정신적 건강을 위협받고 있는 현대인들에게 걷기 운동이 권장되고 있습니다.

따라서 소아기 때부터 걷기 운동을 꾸준히 하면서 습관화할 수 있다면, 커서 성인이 되었을 때 여러 질병을 예방할 수 있고, 비만해지지도 않을 것이며, 체력 또한 증진될 수 있을 것입니다.

## Q&A 키 성장에 방해되는 운동은 뭔가요?

과격한 웨이트 트레이닝이나 역도, 기계체조 같은 운동은 키 성장에 방해가 될 수 있습니다. 이러한 운동들의 경우 성장판을 지나치게 압박할 수 있기 때문에 가급적 피하는 것이 바람직합니다.

또한 키 성장에 도움이 되는 운동도 너무 자주하거나 과격하게 하면 오히려 성장에 방해가 될 수 있습니다. 편향된 운동이나 몸에 너무 많은 무리를 주는 운동은 피해야 하며, 성장에 도움이 되는 운동 중심으로 꾸준히 하는 것이 중요합니다.

## 성장기 시기 운동의 장점

평소 학교와 학원 등, 실내에서만 주로 생활하는 아이들은 실외활동을 늘려야 합니다. 성장판을 자극하는 운동을 할 것을 적극 권장합니다. 뼈는 외부의 자극이 지속되는 부분에 더 치밀하게 조직을 구성하는 특성이 있으며, 이러한 자극을 통해 더 단단해지는 성질이 있습니다.

성장판 또한 물리적인 자극이 주어질 때 더욱 활발하게 세포 분열을 일으키고, 운동을 하면 성장호르몬의 분비가 활성화되어 키 성장에 도움이 됩니다. 뿐만 아니라 성장기에 꼭 운동을 해야 하는 이유는 다음과 같이 많습니다.

1) 근육 증가

2) 인대와 건의 근력 증가

3) 골밀도와 뼈의 건강 향상

4) 모세혈관의 밀도 증가

5) 운동단위의 활성화

6) 운동신경의 활동 빈도 증가

7) 스트레스나 환경 등 신경세포 자극을 억제하는 작용을 줄여줌

8) 성장호르몬 증가

9) 인슐린 성장 요인 증가

10) 제지방 증가

11) 체지방과 상대 체지방 감소

## Q&A 헬스를 하면 키가 안 크나요?

헬스를 하면 키가 안 큰다는 것은 과학적으로 증명된 사실이 아닙니다. 물론 앞에서 말씀드린 것처럼 과격한 웨이트 트레이닝은 성장에 방해를 줄 수 있지요. 따라서 마치 운동선수들이 훈련하는 것처럼 엄청난 강도와 운동량으로 운동을 하는 것은 키 성장에 좋지 않습니다. 올바른 운동 자세, 적절한 운동량을 지킨다면 헬스도 성장에 도움이 될 수 있습니다.

키 성장에 좋은 운동으로는 수영, 줄넘기, 스트레칭, 철봉, 농구 등 점핑이나 구기운동이 좋습니다. 성장판은 상하로 연속적인 압박이 작용하면 더욱 자극되기 때문에 뛰는 운동이 더욱 효과적입니다.

일주일에 3회 이상, 한 번에 30분 이상 하는 것이 좋으며, 가급적 실외에서 햇볕을 쬐면서 하는 것이 좋습니다. 햇볕을 쬐면 뼈 성장에 도움을 주는 비타민D의 체내합성이 활발해지기 때문이죠.

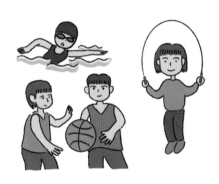

# 4
# 스트레칭
## (근육 정렬)

일상생활 동안 좋지 않은 자세로 인해 굳어져 짧아져 있는 근육과 상대적으로 늘어져 있는 근육들을 정렬해주는 스트레칭이 성장에 많은 도움이 됩니다.

특히 아이들이 잠자는 동안에 압박을 받기 쉬운 척추의 연골을 늘려주기 위해, 척추를 따라 자리 잡고 있는 척추기립근과 척추 사이의 근육, 인대 조직들을 풀어주어 척추 사이의 공간을 벌려주면 좋습니다.

## 기지개 체조

기지개를 켜는 체조는, 일상생활 동안 긴장으로 인해 굳어있는 전신 근육을 이완시켜 관절의 유연성을 높여줍니다. 호흡을 천천히 하며 온몸의 긴장을 풀어주는 방법으로 아이들의 심신안정에도 도움이 됩니다.

〈방법〉

① 바닥에 반듯하게 눕습니다.

② 두 손을 앞으로 내밀어 깍지를 끼고 호흡을 편안하게 합니다.

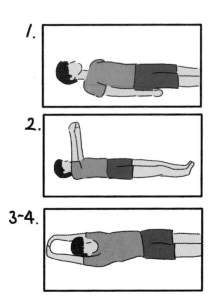

③ 숨을 들이쉬면서 깍지 낀 양 팔을 머리 위로 쭉 뻗습니다.

④ 시선은 정면을 바라보며, 발등을 곧게 펴고 숨을 가볍게 내쉬면서 긴장을 풀어줍니다.

⑤ 척추 사이사이가 늘어나는 느낌을 갖도록 하며, 5회 이상 반복합니다.

## 슈퍼맨 체조

기지개 켜는 체조와는 반대로 엎드려서 진행하는 체조입니다. 무거운 책가방을 메고 걷거나 오랜 시간 앉아서 공부하는 학생들의 경우, 일자목과 거북목으로 경추와 흉추의 굴곡이 심합니다. 경추, 흉추, 요추의 신전을 유도하여 일자목과 거북목, 허리 교정에도 효과적인 체조입니다. 또한, 척추기립근을 강화시키며 올바른 자세를 만들어줍니다.

〈방법〉

① 몸을 엎드려 팔을 양옆으로 쭉 뻗습니다.

② 양손의 손등이 하늘을 향하게 하고, 호흡을 편안하게 해 전신의 긴장을 풀어줍니다.

③ 팔을 벌린 채로 상체를 일으키면서 다리도 쭉 뻗으며 위로 올립니다. 이때 목과 가슴 또한 뒤로 젖힙니다.

④ 자세가 불안정해질 때까지 버텨주고, 힘이 빠지게 되면 숨을 내쉬면서 원래 자세로 돌아옵니다.

⑤ 척추기립근에 자극이 느껴지게끔 하며, 5회 반복해 진행합니다.

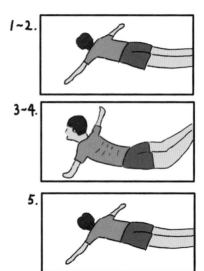

## 옆구리 늘려주기 체조

아이들의 경우 성장하면서 불안정한 자세로 인한 척추의 비대칭으로 척추측만증이 되는 경우가 많습니다. 옆구리를 늘려주는 체조로 척추를 좌우로 굴곡, 신전시켜 척추의 가동성을 높여줍니다.

또한, 비만으로 인한 허리 주위의 체지방을 없애주고, 갈비뼈 사이의 근육들과 척추를 잡아주는 근육들을 강화시켜줍니다.

〈방법〉

① 양발을 어깨 넓이로 하여 편안한 자세를 유지합니다.

② 양팔을 하늘 높이 쭉 펼치며, 이때 허리가 앞뒤로 불안정하지 않게 유지해줍니다.

③ 허리를 굴곡시키며 팔을 쭉 뻗은 채로 유지합니다. 이때 시선은

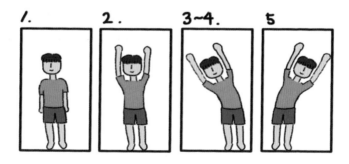

정면을 유지합니다.

④ 자극을 더 주기 위해 3번의 자세를 유지한 채 시선은 하늘로 향해 유지합니다.

⑤ 좌우 5회씩 반복합니다.

## 척추와 기립근을 자극하는 체조

굳어있는 기립근과 척추를 자극하여 척추 사이의 공간을 늘려줍니다. 자세를 유지하면서 복부에도 자극이 되어 복부 근육이 강화되는 효과가 있습니다.

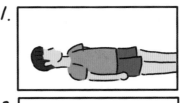

〈방법〉

① 양팔과 다리는 자연스럽게 하고 편안하게 눕습니다.

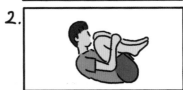

② 호흡을 가다듬고 양 무릎을 가슴으로 끌어당겨 양팔로 정강이 부위를 잡아 지지해줍니다. 이때

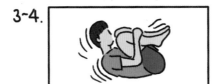

무릎 쪽으로 머리도 같이 당겨줍니다.

③ 척추와 척추기립근을 풀어주는 느낌으로 반동을 주어 위아래로 몸을 굴려줍니다.

④ 너무 빠른 템포보다는 천천히 척추 하나하나를 자극해 늘려준다는 느낌으로 굴려줍니다.

⑤ 5~10회 반복해 진행합니다.

## 두 아이가 함께하는 허리 근육 늘려주기 체조

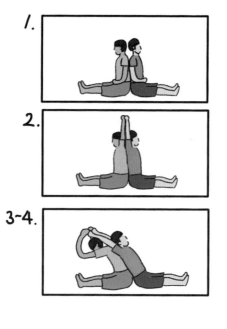

〈방법〉

① 서로 등을 마주 대고 편안하게 앉습니다.

② 다리를 쭉 뻗고 손을 위로 올려 서로 손을 맞잡습니다.

③ 호흡을 가다듬고 서로의 등을 눌러주면서 왼쪽 아이가 오른쪽 아이의 팔을 잡고 늘려줍니다. 이때 오른쪽의 아이는 긴장을 풀어 근육을

이완시킵니다.

④ 천천히 등의 근육들과 허리의 근육들을 늘려줍니다.

⑤ 5회 반복해 진행합니다.

## 사례

지환이와 지원이는 아홉 살, 여덟 살 때 처음 한의원에 내원한 형제입니다. 두 아이에게 특별한 기저질환은 없었습니다. 성장이 더딘 아이들의 경우 대개 소화기 문제나, 알레르기 비염, 잦은 감기 등 성장에 방해가 되는 질환들을 가지고 있는 경우가 많지요. 3개월간 한약을 열심히 먹기로 약속하고, 성장에 도움이 되는 한약을 처방해주었습니다.

3개월간 한약을 먹고 키를 비교해보았는데 한 살 많은 지환이의 경우 3달 만에 3.5cm가 큰 반면, 지원이는 2cm만 자랐습니다. 둘 다 비슷한 생활환경에서 같은 음식을 먹고 자랐는데 차이가 있었습니다. 알고 보니 지환이는 활동적인 아이라 학교에서도 친구들과 뛰어놀기를 좋아했고, 축구와 줄넘기를 많이 한 반면, 지원이는 소극적이고 낯을 많이 가리는 아이라 운동하는 것보다는 집에서 TV 보는 것을 좋아했지요. 성장에 있어 운동이 중요하다는 것을 새삼 확인할 수 있었습니다.

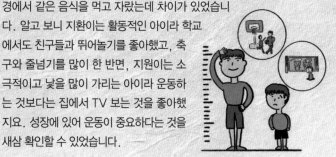

# 3
# 밴드 운동
## (근육 강화)

스트레칭이 근육과 인대들의 긴장감을 해소하고 좌우의 불균형을 맞춰주어 전신의 근육들을 정렬해주는 역할을 하는 반면, 밴드 운동은 근육의 힘을 길러주어 성장기 아이들의 골격을 올바르게 잡아주는 효과가 있습니다. 저항성 밴드 운동 프로그램은 비만 청소년의 혈중지질과 염증 지표에 긍정적인 영향을 줄 수 있고, 주 3일, 1시간 이상, 최대 반복 횟수의 강도로 실시하는 것이 비만 청소년들에게 효과적이라는 연구 결과도 있습니다.[21]

밴드 운동은 스트레칭과 마찬가지로 큰 공간이나 여러 기구들이 필요하지 않기 때문에 성장기 아이들이 집에서 쉽게 할 수 있는 운동입니다.

## 스쿼트 자세로 다리 근육 밴드 운동

〈방법〉

① 양발은 어깨 넓이로 하고 편안하게 자세를 유지합니다.

② 양발로 밴드를 밟아 지지하고 양손으로 적당한 정도의 저항성이 느껴질 만큼 밴드 길이를 조절해 잡습니다.

③ 스쿼트 자세로 무릎을 굽히면서 무릎이 발보다 앞으로 나가지 않게 합니다. 상체는 허리를 펴고 앉았다 다리 근육에 힘이 들어가

는 느낌을 신경 쓰며 올라옵니다.

④ 허리가 구부정해져 자세가 불안정해지지 않도록 주의하며, 밴드는 손으로 당기지 않습니다. 또 다리로 밀고 올라간다는 느낌으로 주의하며 진행합니다.

⑤ 5회 반복해 진행합니다.

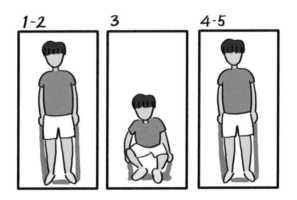

## 누운 자세로 다리 근육 밴드 운동

〈방법〉

① 양팔과 다리는 자연스럽게 하고 편안하게 눕습니다.

② 발목에 밴드를 걸고 시선은 천장을 향하게 눕습니다. 양팔은 몸의 움직임을 고정시키기 위해 양쪽으로 벌려 손바닥으로 땅을 지지

합니다.

③ 한쪽 발을 하늘을 향해 올려줍니다. 이때 반대쪽 다리가 움직이지 않도록 신경 써야 합니다. 다리 근육 전체로 전해지는 밴드의 저항감을 느끼면서 진행합니다.

④ 하늘로 올려주는 방법과 무릎을 올려주는 방법을 병행하면 훨씬 도움이 됩니다.

⑤ 5~10회 반복해 진행합니다.

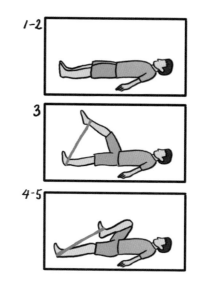

## 만세 자세로 팔 근육 밴드 운동

〈방법〉

① 양발은 어깨 넓이로 자연스럽게 하여 자세를 유지합니다.

② 양손으로 밴드를 잡고 양팔을 벌렸을 때 적당한 저항감이 느껴지도록 밴드 길이를 조절합니다.

③ 양팔을 벌려 저항감을 주어 머리 뒤로 넘깁니다. 이때 자세가 망가지지 않도록 주의합니다. 팔꿈치가 굽혀지지 않도록 하고, 허리가 굽혀지지 않도록 주의합니다.

④ 앞에서 뒤로, 뒤에서 앞으로 반복하여 팔 근육의 힘과 어깨 관절에 저항감이 느껴지도록 유의하며 진행합니다.

⑤ 5~10회 반복해 진행합니다.

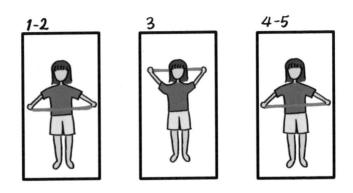

## 좌우로 수영하는 밴드 운동

〈방법〉

① 양발은 어깨 넓이로 자연스럽게 하여 자세를 유지합니다.

② 양손으로 밴드를 잡고 양팔을 벌렸을 때 적당한 저항감이 느껴지도록 밴드 길이를 조절합니다.

③ 양팔을 벌려 좌우로 수영하듯이 허리를 돌려주어 어깨 관절의 가동범위를 늘려줍니다.

④ 앞에서 뒤로, 좌에서 우로 반복하여 팔 근육의 힘과 어깨 관절에 저항감이 느껴지도록 유의하며 진행합니다.

⑤ 5~10회 반복해 진행합니다.

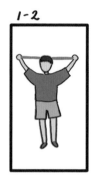

1-2

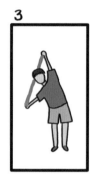

3

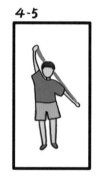

4-5

# 습관

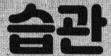

1. 수면
2. 자세
3. 혈자리 마사지 지압
4. 스트레스

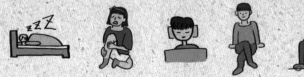

# 1
## 수면

## 수면의 역할

잠을 안 자고 살 수는 없지요. 그렇다면 왜 이렇게 잠이 필수적인 걸까요? 아직 모든 것이 다 밝혀진 것은 아니지만, 잠을 자지 않을 때의 현상을 통해서 수면의 역할을 추정할 수 있습니다.

첫째, 수면은 뇌와 몸에 휴식을 줍니다. 낮 동안에는 여러 가지 활동을 해야 하기 때문에 대부분 긴장 상태 속에 놓여 있게 됩니다. 즉 교감신경이 우세한 상태에 있기 때문에 피곤할 수밖에 없어요. 반면 논렘수면과 식후에는 부교감신경이 우세합니다. 잠든 직후 가장 깊은 논렘수면이 출현하는 90분 내에, 원활하게 부교감신경을 우세하게 전환해 뇌와 몸에 휴식을 주어야 합니다.[1] 내일 하루를 다시 열심히 살기 위한 재충전의 시간이라고 볼 수 있지요.

재충전을 하는 동안에는 여러 조직들이 실질적으로 회복됩니다. 다시 말해서 수면에는 조직을 재생시키는 기능이 있습니다. 자는 동안 논렘수면과 렘수면이 반복적으로 일어나는데, 논렘수면 때에는 전신적인 신체조직을 재생하고, 렘수면 때에는 뇌 조직을 재생합니다.[2]

둘째, 수면은 기억을 강화하는 데 중요한 역할을 합니다. 특히 렘수면은 기억을 재활성시켜 재가공하고 최적화함으로써 장기적인 기억을 저장하게 됩니다.[3]

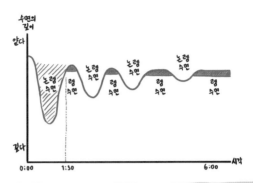

○ 논렘수면 ? 깊은 잠으로, 날이 밝아 올수록 얕고 짧아진다.
○ 렘수면 ? 얕은 잠으로, 아침이 다가올수록 길어진다.

셋째, 각종 사이토카인, 다양한 호르몬과 상호작용함으로써 신경 – 면역 – 내분비 시스템을 조절합니다.[4] 그래서 자는 동안 면역력이 높아져 질병으로부터 우리 몸을 보호할 수 있습니다.

113쪽 상단의 그림은, 오후 9시에 잠든 경우 다양한 사이토카인과 호르몬의 생리적 방출 피크를 나타낸 그림입니다. 성장호르몬을 살펴보면, 수면이 시작되면서 분비되기 시작하고, 2시간 후에 최고치에 이르게 됩니다.[5] 키가 크기 위해서는 잠든 초반의 수면의 질이 매우 중요합니다. 오래 뒤척이다가 잠들지 않고 바로 푹 잠들 수 있도록 해야 합니다. 부모와의 따뜻한 굿나잇 인사와 포근한 침구도 도움이 될 수 있습니다.

넷째. 뇌의 노폐물을 제거합니다. 깨어 있는 동안에는 신경세포

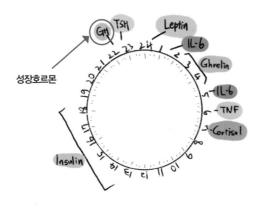

활동이 활발하기 때문에 노폐물이 쌓이게 되는데, 그것들을 자는 동안 제거해줍니다.[6]


## 수면과 성장

수면은 중요한 항상성 기능을 발휘하는 생리적인 상태입니다.[7] 잠을 잘 자면 하루가 개운하고 활력이 넘치는 것을 모두가 느낍니다. 특히 성장하는 시기의 아이에게는 수면의 양적 측면, 질적 측면이 모두 중요합니다. 다시 말해서 '양질의' 수면을 '충분하게' 취할 수 있어야 합니다. 각각에 대해서 자세히 알아보도록 하겠습니다.

요즘 성장 치료를 위해 한의원에 오는 아이들을 보면, 어린데도 불구하고 수면장애가 동반된 경우를 꽤 많이 볼 수 있습니다. 부모님들과 상담해보면 잠을 충분히 재우는데도, 아침에 아이가 졸리고 피곤해하고 낮에 학교에서도 자꾸 졸아서 걱정이라고 말씀하시죠. 조금 더 자세히 얘기를 들어보면 아이가 코골이가 심하거나, 밤에 잘 때 다리가 저린다고 말한다거나, 아침에 머리가 아프다고 말하는 경우가 많습니다.

이럴 때에는 수면장애를 의심해보아야 합니다. 불면증, 기면증, 수면과다증, 야경증, 악몽, 수면 무호흡증, 코골이, 하지불안증후군 등이 모두 수면장애에 포함됩니다. 어른들도 정상적으로 잠을 푹 자지 못하면 힘든데, 아이들은 얼마나 힘이 들까요. 그래서 더 짜증도 잘 내고 퉁명스러워지기도 하는 것입니다.

잠을 잘 못 자면 성장에도 안 좋을 뿐 아니라, 수면장애의 기간과 심한 정도에 따라 행동, 기분, 집중력, 학교 성적에도 영향을 미칩니다.[8] 아이들도 성인의 삶과 똑같이 복잡한 사회관계 속에서 만만치 않은 삶을 살고 있습니다. 잠을 통해 재충전의 시간을 꼭 가져야 합니다.

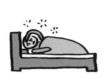 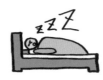 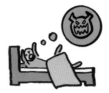

그렇지만 잠을 잘 자지 못한다고 다그치거나 화를 내는 것은 좋지 않습니다. 아이에게 2차적으로 스트레스를 유발해 더 못 자게 될 수도 있기 때문입니다. 억지로 잠자리에 들더라도 부정적인 감정으로 잠들기 시작하면, 부정적인 기억이 오래 남기 때문에 아이에게 나쁜 영향을 주겠지요. 키가 쑥쑥 크려면 잠을 푹 잘 자야 한다지만, 아이가 잠을 푹 잘 수 없는 환경에 있는 것이 아닌지 유심히 살펴보아야 합니다. 혹시 어떤 걱정이 있어서 잠을 못 이루는 것은 아닌지, 수면 환경이 편안하지 않은 것은 아닌지, 비염이나 아토피가 있어서 잠을 푹 자지 못하는 것은 아닌지 잘 살펴야 합니다.

한의원에 오는 아이들이 수면장애를 동반하는 경우, 접근방식은 다 다릅니다. 한의학적 진단으로도 원인을 유추할 수는 있지만, 매일 함께 생활하는 부모가 아이의 습관이나 행동을 유심히 살펴서 문제점을 알려주면 더욱 정확한 처방을 내릴 수 있습니다.

예를 들면 어떤 아이는 마음을 평온하게 해주는 혈자리에 치료가 함께 들어가고, 다른 아이는 코와 피부를 촉촉하게 해주는 혈자

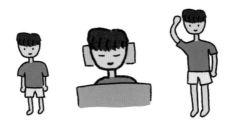

리에 치료가 함께 들어갑니다. 아이가 푹 잘 자는 습관을 통해, 바르고 건강한 삶을 유지할 수 있도록 부모님의 따뜻한 관심이 필요합니다.

### Q&A 잠을 잘 때 어떤 자세로 자는 것이 키 크는 데 도움이 될까요?

자세에 신경 쓰기보다는 푹 잘 자는 것이 성장에 매우 중요합니다. 성장호르몬은 근육과 골 조직의 성장 및 유지에 중요한 호르몬인데, 이 성장호르몬은 밤에 자는 동안 많이 분비되기 때문이지요. 하루 분비량의 70~80%가 밤에 잠을 자는 동안 분비된다고 합니다. 특히 잠든 지 한두 시간 후의 깊은 수면 상태에서는, 성장호르몬이 반복적으로 많이 분비됩니다.[9] 수면 중에 잠을 깨거나 뒤척이게 되면 성장호르몬의 지속적인 분비를 방해하겠지요.

깊은 숙면을 유지할 수 있는 환경을 만들어주는 것도 중요합니다. 베개는 약간 낮고 평평한 것을 베서, 자는 동안 기도 확보가 충분히 될 수 있는 것이 좋고, 침대는 약간 딱딱한 것으로 척추에 무리가 가지 않도록 하는 것이 좋습니다. 적당한 온도(20도 내외)와 습도(40~60%), 적절한 어둡기를 유지하면 도움이 됩니다.

특별히 키 크기에 도움이 되는 자세를 억지로 찾기보다는, 가장 편한 자세로 자는 것이 좋습니다. 다만 자는 동안 몸의 관절과 근육을 편하게 이완하고, 성장호르몬이 잘 분비될 수 있도록 한 쪽으로 치우치거나 눌린 자세는 피하는 것이 좋겠지요. 양 무릎 아래에 낮은 베개를 두어 척추 곡선이 유지되도록 하는 것, 자기 전에 발목과 무릎 부위를 스트레칭하는 것도 도움이 됩니다.

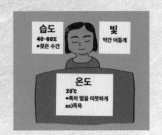

## 수면의 리듬

수면과 각성 상태를 유지하는 체계는 S과정과 C과정의 상호작용으로 조절됩니다. S과정은 수면 항상성 과정으로, 이전까지의 각성 시간의 양에 의해 결정되는, 자려고 하는 힘과 연관됩니다. C과정은 서카디안 과정으로, 각성 상태를 유지시키는 역할을 하며, 서카디안 리듬에 의해 조절됩니다. 체내 시계와 같은 역할을 하면서 수면 성향을 결정하는 것이지요.[10]

깨어 있는 시간이 길어질수록 수면 압력은 커집니다. S과정의 수면 압력은 이처럼 C과정에 대항하여 낮 동안 점점 증가하다가 취침 전 최대치가 되고, 밤 수면을 시작하면서 감소합니다. 밤의 충분한 수면 동안 S과정이 감소하고, 다시 각성 주기가 시작되는 것이지요.[11]

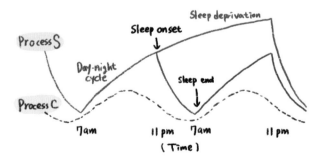

결과적으로 좋은 수면을 하려면, 각성 상태에서 잘 깨어 있어야 합니다. 수면의 질을 높여줄 각성 스위치는 빛과 체온입니다. 우리 몸에 있는 호르몬 중에 수면과 가장 밀접한 호르몬은 멜라토닌인데요. 아침에 일어나 햇빛을 받으면 뇌에서 멜라토닌 분비는 멈추

### 방해요소 전자기기 과다 사용

요즘 아이들은 어릴 때부터 스마트폰이나 태블릿 등 전자기기를 많이 사용합니다. 부모가 아이와 놀아줄 시간이 부족하고, 집 밖에 나갔을 때 조용하게 통제가 잘 되기 때문입니다.

그러나 이러한 전자기기는 중독성이 매우 강해요. 그래서 아이들이 야외활동을 하기보다 침대에 누워 전자기기를 사용하는 것을 더 좋아하기도 합니다. 키가 잘 크려면 관절과 근육이 유연하게 잘 움직일 수 있도록 적당한 움직임이 필요한데, 전자기기의 과다 사용은 이를 방해하겠지요. 뿐만 아니라 전자파는 멜라토닌 호르몬의 분비에 영향을 주어 정상적인 수면 사이클을 방해합니다.[12] 잠에 늦게 들게 유도하고 숙면을 방해하기 때문에 성장호르몬의 분비에도 좋지 않아요.

참고로 세계보건기구(WHO) 산하 국제 암연구소에서는, 2011년 휴대전화 전자파를 발암가능물질로 발표했습니다. 한국의 경우 2002년부터 휴대폰에 전자파 인체 보호기준을 적용하고는 있지만[13], 어린아이가 장기간 사용하는 것은 막아야 합니다.

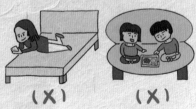

( X )　　( X )

고 14~15시간 후에 다시 분비됩니다. 아침에는 잠에서 잘 깨게 하고, 밤에는 잠에 쉽게 들도록 돕지요. 찬물로 손을 씻고 맨발로 걸어서 피부 온도를 낮추는 것도, 잘 깨어 있도록 도와줍니다.

## 권장 수면시간

그렇다면 얼마만큼 자는 것이 충분히 자는 것일까요? 신생아 때는 하루 중 3분의 2 정도를 잠자며 보내지만, 어린 시절부터 청소년기에 이르기까지 권장 수면시간은 계속 감소합니다.[14]

2015년에 미국 수면 재단의 〈Sleep Health〉 저널에서는, 18명의 다양한 분야 전문가들을 모아 충분한 수면시간에 대한 권장 사항을 다음(120쪽 도표)과 같이 발표했습니다. 참고로 〈Sleep Health〉 저널은 건강에서 수면의 역할을 탐구하는 간행물인데, 그중에서도 이 논문은 다른 연구가들이 1000여 회 이상 인용하기도 했습니다.

3~5세 아동의 경우 10~13시간이 적당하고, 6~13세 아동의 경우 9~11시간이 적당하며, 14~17세 시기에도 9시간 내외로 성인보다는 좀 더 오래 자는 것이 좋습니다.[15] 121쪽의 그림은 120쪽의 표를 바탕으로 시각화한 아동의 연령에 따른 권장 수면시간입니다. 충분한 수면시간을 확보하고, 성장호르몬이 잘 분비될 수 있도

| 나이(Age) | 권장 시간 (Recommended, h) | 허용 가능 시간 (May be appropriate, h) | 비권장 시간 (Not recommended, h) |
|---|---|---|---|
| 신생아, 0~3개월 (Newborns, 0~3 mo) | 14 ~ 17 시간 | 11 ~ 13 시간 혹은 18 ~ 19 시간 | 11 시간 이하 19 시간 이상 |
| 아기, 4~11개월 (Infants, 4~11 mo) | 12 ~ 15 시간 | 10 ~ 11 시간 혹은 16 ~ 18 시간 | 10 시간 이하 18 시간 이상 |
| 유아, 1~2세 (Toddlers, 1~2 y) | 11 ~ 14 시간 | 9 ~ 10 시간 혹은 15 ~ 16 시간 | 9 시간 이하 16 시간 이상 |
| 취학전 아동, 3~5세 (Preschoolers, 3~5 y) | 10 ~ 13 시간 | 8 ~ 9 시간 혹은 14 시간 | 8 시간 이하 14 시간 이상 |
| 학생, 6~13세 (School-aged, 6~13 y) | 9 ~ 11 시간 | 7 ~ 8 시간 혹은 12 시간 | 7 시간 이하 12 시간 이상 |
| 10대 청소년, 14~17세 (Teenagers, 14~17 y) | 8 ~ 10 시간 | 7 시간 혹은 11 시간 | 7 시간 이하 11 시간 이상 |
| 청년, 18~25세 (Young adults, 18~25 y) | 7 ~ 9 시간 | 6 시간 혹은 10 ~ 11 시간 | 6 시간 이하 11 시간 이상 |
| 성인, 26~64세 (Adults, 26~64 y) | 7 ~ 9 시간 | 6 시간 혹은 10 시간 | 6 시간 이하 10 시간 이상 |
| 노인, 65세 이상 (Older adults, ≥ 65 y) | 7 ~ 8 시간 | 5 ~ 6 시간 혹은 9 시간 | 5 시간 이하 9 시간 이상 |

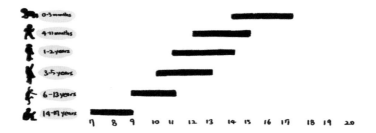

록 10시 이전에 잠자리에 들기를 추천합니다.

성장호르몬은 잠든 후 1~2시간 후에 가장 많이 분비됩니다. 일반적으로 밤 10시에서 새벽 2시 사이에 가장 많이 분비된다고 하지만 사람마다 수면주기에 차이가 있습니다. 몇 시간을 자느냐, 몇 시에 잠드느냐보다 수면의 질과 숙면 습관이 성장호르몬 분비에 도움이 됩니다. 한의학적 관점에서도 자연의 이치에 맞게 자는 것이 성장뿐만 아니라 건강에 도움이 되고, 충분한 수면의 양을 고려했을 때 밤 10시 정도가 적절한 시간으로 보입니다.

아이가 잠들기 어려워한다면 자기 전에 따뜻한 대추차나, 수면에 필요한 트립토판, 마그네슘 등이 함유된 바나나와 호두 등을 먹이는 것도 좋습니다. 다만 음식을 소화하기 위해 위장이 활성화되면 숙면을 방해하기 때문에 자기 전에는 배부르지 않게 먹어야겠죠?

**방해요소 늦게까지 깨어 있기**

아이들이 숙제를 하거나 텔레비전을 보느라 늦게까지 깨어 있는 습관은 성장에 방해가 됩니다. 수면 문제를 일으킬 수도 있고, 피로가 덜 풀려서 다음날 생활에 지장이 있을 수도 있죠. 특히 성장호르몬은 밤 10시에서 새벽 2시 사이에 가장 많이 나오므로 늦게 자면 성장의 골든타임을 놓치게 됩니다.

## 양질의 좋은 수면

충분한 수면시간은 전반적인 건강 상태를 결정하는 데 중요한 역할을 합니다. 그러나 같은 시간 동안 잠을 자더라도, 어떤 날은 하루가 에너지 넘치고 개운하고, 어떤 날은 잔 것 같지도 않습니다. 따라서 더 중요한 것은 '수면의 질'입니다. 수면의 질을 알기 위해서는 앞으로 설명드릴 3가지 항목을 고려해야 합니다.[16]

첫째, 잠에 들기까지 얼마만큼의 시간이 걸리는지가 중요합니다. 건강한 수면의 질을 나타내는 한 가지 지표는, 잠이 드는 데까지 시간이 얼마나 걸리는가입니다. 만약 30분 안에 잠이 든다면 좋은 수면입니다.

둘째, 자는 동안 중간에 얼마나 자주 깨는지 확인해봐야 합니다.

중간에 자주 뒤척이게 되면 수면주기가 중단되어, 다음날 피곤해집니다. 한 번 이하로 깨는 경우가 좋은 수면입니다.

셋째, 처음 잠든 이후에 깨어 있는 총 시간도 살펴봐야 합니다. 중간에 한 번만 깨더라도 다시 잠들기까지 오래 걸린다면 좋은 수면이 아니겠지요. 20분 내로 다시 잠에 들어야 좋은 수면이라 할 수 있습니다.

아이가 일찍 잠자리에 드는데도 아침에 일어나기 힘들어하고 하루종일 피곤해한다면, 수면의 질이 나쁜 것은 아닌지 확인해봐야 합니다. 깊은 수면에 들었을 때 성장호르몬 분비가 많이 되므로, 억지로 빨리 재우려고만 하지 말고 숙면을 취할 수 있도록 도와주어야 합니다.

## 양질의 수면을 충분히 취하기 위한 전략

푹 잘 자는 것이 좋다는 것은 누구나 다 아는 사실입니다. 그럼에도 수면에 관한 이슈들이 많은 것은, 푹 잘 자기가 생각보다 어렵기 때문입니다. 그렇다고 수면제를 복용해서 억지로 잠들게 만드는 건 주의해야겠지요. 특히 성장기 어린이들에게 중추신경계에

작용하는 약을 먹이는 것은 매우 위험합니다.

미국 수면 재단에서는 아이들이 푹 잘 자도록 하기 위한 몇 가지 효율적인 전략을 제시하고 있습니다.[14]


• 낮 동안 충분히 나가서 놀기

아이들은 에너지가 넘칩니다. 이 넘치는 에너지를 낮 동안 사용하지 않으면, 밤에 잠이 들기 어렵습니다. 아이가 잠들기 너무 힘들어한다면, 자기 전 가벼운 운동을 하는 것도 좋습니다. 신체 활동을 하면 체온이 올라가게 되는데, 활동이 끝난 뒤 다시 체온이 내려가면 그 체온의 변화가 잠이 잘 오도록 돕기 때문입니다.


• 시계를 보고 잘 시간에 맞춰 잠들기

어린아이의 경우 10시간 이상, 초등학생의 경우 9~11시간의 수면이 적당합니다. 따라서 아이들이 충분한 수면을 취할 수 있도록 부모님들이 취침시간을 정해주고, 취침 습관도 만들어주는 것이 좋습니다. 예를 들어 밤 9시 반이 되면 부모님을 한 번씩 안아주고, 책을 두 장 읽은 후 잠자리에 든다든지 하는 규칙적인 습관을 만들어주면 좋습니다. 같은 행동을 반복하는 패턴화를 통해서 뇌가 '잠 잘 시간이구나' 하고 알도록 하는 것이지요.

• 편안한 수면 환경 만들기

침실 분위기를 차분하게 유지하는 것도 푹 잘 자기 위한 방법 중 하나입니다. 너무 덥지도 춥지도 않은 온도와 건조하지 않은 습도를 유지하고, 아이가 너무 무서워하지는 않을 만큼의 옅은 조명이 있는 어두운 방을 만들어주면 좀 더 쉽고 편안하게 잠을 자게 됩니다.

**Q&A 아이가 아토피 때문에 가려워서 자꾸 깨는 것 같아요. 성장기에는 푹 자는 것이 중요하다는데 스테로이드제를 발라주어야 할까요?**

아토피 피부염을 가진 아동을 대상으로 한 연구에서, 아토피 자체보다는 코막힘이나 가려움증으로 잠을 푹 자지 못해서 키가 작은 것이라는 결과가 있었어요.[18] 오히려 국소 스테로이드 치료는 HPA축 억제를 유도해 아동의 성장과 발달을 방해할 수 있고[19], 근본적인 치료가 되지 못하므로 스테로이드는 권하지 않습니다. 수분 공급을 충분히 해주고, 전신의 면역을 개선하는 치료를 하는 것이 좋습니다.

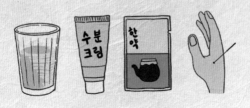

# 2
# 자세

## 바른 자세의 중요성

어떤 자세를 취하는지에 따라 우리 몸에 미치는 영향이 다릅니다. 우리 몸을 보호하고 지탱하기 위한 여러 구조들과 기관들이 있는데, 자세에 따라 이러한 구조물들이 받는 압박이 달라지기 때문이지요. 나무가 자랄 때 가지를 뻗을 공간이 없으면 잘 자랄 수 있을까요? 사람도 마찬가지입니다.

중국의 명나라, 청나라 시대에 유행했던 잔인한 풍습이 있는데, 세 살에서 다섯 살 사이 여자아이의 발을 천으로 동여매어 발의 성장을 멈추게 하는 '전족'이 바로 그것입니다. 지금은 상상도 못 할 일이지만, 그 시대의 중국에서는 약 10센티미터의 발이 가장 아름답고 이상적인 발 크기였다고 합니다.[20] 자라나는 시기에 특정 부위를 꽁꽁 싸매버리면 비정상적으로 성장이 덜 될 수 있음을 보여주는 예이지요.

아이들이 한창 자라나는 시기에는 작은 압박에도 예민하게 반응할 수 있습니다. 뿐만 아니라 개인의 자세 습관은 어릴 때 한번 형성되면 바꾸기 어렵습니다.[21] 그래서 어린 시절에 올바른 자세를 유지하는 것이 더 중요합니다. 바른 자세

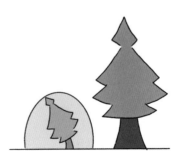

를 갖도록 해서 성장에 방해가 되는 불필요한 압박을 피해야 합니다. 특히 잘못된 자세는 중력의 편중을 유발하여 척추의 만곡이 정상범위에 위치하는 것을 방해합니다.

## 올바른 자세, 똑바로 서 있기

직립보행 동물인 사람에게는 서 있는 자세가 자연스럽고 중요한 자세입니다. 바르게 서 있으면 몸과 머리를 자극하고 대사활동에 도움을 줍니다. 뿐만 아니라 자세를 유지하기 위해 하지 대퇴부의 근육을 포함한 전신의 근육을 사용하기 때문에 전신 건강과도 밀접하게 연결됩니다.

그렇다면 똑바로 서 있는 자세는 어떻게 하면 될까요? 벽면에 붙어서 척추의 자연스러운 만곡이 살아있는지 확인하면서 부모와 아이가 함께 연습해보면 좋습니다. 척추의 S자 곡선이 아름다운 원래의 형태를 갖추도록 해주는 것이 바른 자세입니다. 귀, 어깨, 엉덩이, 무릎, 발목이 일직선상에 놓일 수 있도록 하면 척추의 자연스러운 만곡을 살릴 수 있습니다. 반복적으로 의식적인 연

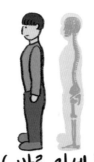

( 바른 자세 )

습과 교정을 하다 보면, 바른 자세가 몸에 배게 됩니다. 그렇게 되면 평상시에도 바른 자세를 유지할 수 있고, 전신의 건강도 챙길 수 있겠지요.

잘 모르겠다면 다음의 체크리스트를 살피면서 다시 연습해보세요. 턱을 가까이 붙이고, 가슴을 살짝 들어 펴고, 배꼽은 당기고, 꼬리뼈는 살짝 집어넣는다는 느낌. 여기서 또 한 가지 중요한 것은, 이때 호흡을 원활하게 계속해야 한다는 것입니다.[22]


## 올바른 자세, 똑바로 앉아 있기

아이가 학교에 입학하게 되면 나쁜 자세가 발생하기 쉬운 요인들에 노출됩니다. 아무래도 자유롭게 움직이는 신체활동이 줄어들게 되고, 좁은 공간에서 의무적으로 앉아 있어야 하는 시간이 늘어나기 때문입니다. 처음 습관이 된 자세는 바꾸기 어렵고, 오래 앉아 공부해야 하는 청소년기를 생각하면 초기에 바른 자세를 갖는 것이 매우 중요합니다.

그렇다면 올바르게 앉는 자세는 무엇일까요? 서 있는 자세와 마찬가지로 척추를 바로 세운 자세가 좋은 자세입니다. 앉은 상태에서 척추에 가장 무리가 덜 가려면 의자 깊숙이 앉아서 허리, 가슴, 어깨, 머리를 얹는 느낌으로 척추를 세워주어야 합니다. 상체는 엉덩이와 90~110도의 각도를 유지하는 것이 좋은데, 허리를 곧게 펴서 등받이에 붙이고 턱은 가볍게 당겨주면 됩니다. 발은 바닥에 완전히 닿아야 하고 다리와 90~110도의 각도를 유지하는 것이 좋습니다. 필요하다면 발 받침대나 등 받침대를 사용하는 것도 괜찮습니다.

## 방해요소 올바르지 못한 자세

목과 어깨를 움츠리고 구부정하게 서 있는 자세, 다리를 꼰 채 비스듬히 앉아 있는 자세 등, 올바르지 못한 자세는 성장을 방해합니다. 성장기에 잘못된 자세 관리로 척추의 변형이 유발되면, 비정상적인 척추 변형으로 진행될 수도 있어요.[23] 신발 굽이 짝짝이로 닳거나, 사진을 찍을 때 항상 고개가 한쪽으로 기운다면, 척추측만증이 아닌지 진료해봐야 합니다. 성장기에는 척추측만증이 발생하거나 심화될 수 있는 시기이기 때문에 더 조심해야 합니다. 나쁜 자세는 키를 작아 보이게 할 뿐만 아니라, 성장기의 뼈와 관절에 불필요한 부담을 주어 키 성장을 방해합니다. 수시로 스트레칭을 하고, 자세를 교정해서 올바른 자세를 유지해야 합니다.

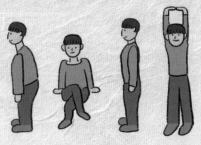

## 적절한 가방 무게와 등교 자세

아이들의 신체 자세는 움직임이 제한된 공간 때문만이 아니라 등하굣길에 외부적으로 가해지는 가방의 무게와 걸음걸이에도 영향을 받습니다.

　매일매일 들어야 하는 가방의 무게는 척추의 만곡이 정상적으로 잘 유지되고 바른 자세를 갖는 것을 방해합니다.[24] 가방이 무거우면 아이들은 자신의 무게중심을 유지하기 위해 몸을 앞으로 기울이게 되기 때문이지요.[25] 미국 카이로프랙틱협회에서는 가방의 무게가 아동 몸무게의 5~10%를 초과하면 안 된다고 권고하고 있습니다.[26] 폴란드의 초등학교 1학년 학생들을 대상으로 한 연구에서도 가방의 무게가 몸무게의 10% 이상인 경우, 요추의 만곡과 길이에 영향을 줄 수 있다고 했습니다.[27] 아이의 척추에 매일매일 가해지는 부담이 심하지 않도록 학부모와 선생님이 신경 쓸 필요가 있습니다. 가방을 멜 때는 양쪽으로 균형 있게 메는 것이 좋고, 가방끈은 두꺼워서 압력을 골고루 분산시킬 수 있는 것이 좋습니다.

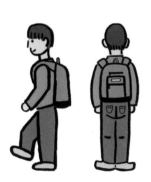

　또 걷기 자세도 중요합니다. 뒤꿈치부터 착지해서 엄지발가락 쪽으로 중

심을 이동시켜야 합니다. 뒤꿈치부터 닿는 것은 발바닥 전체를 사용하므로 발바닥의 혈액순환을 좋게 하고, 서서히 엄지발가락으로 중심을 이동하는 것은 다리 안쪽 근육을 사용하게 하여 O자 다리를 개선하고 예방하는 데 효과적입니다.[28]

## 척추측만증

우리 몸은 척추라는 중심축을 가지고 좌우의 균형을 맞추고 있습니다. 뒤에서 봤을 때는 일직선으로 보이는 것이 정상이지요. 그런데 C자 혹은 S자형으로 변형이 있는 경우가 있습니다. 척추가 휘어지면서 3차원적 변형이 오는 것인데, 이것을 '척추측만증'이라고 합니다. '척추옆굽음증'이라고도 하지요.

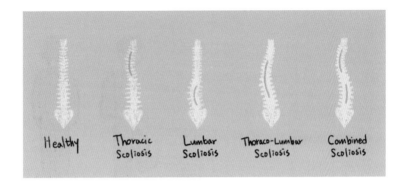

아이가 항상 고개를 삐딱하게 하고 있다거나, 바지나 치마가 한쪽으로 자꾸 돌아가거나, 신발 굽이 한쪽만 닳는다면, 한번쯤 체크해볼 필요가 있습니다. 두 다리를 모으고 바로 선 뒤에 허리를 앞으

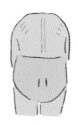
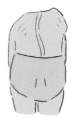

Normal spine   Deformity from scoliosis

로 숙이게 하는 '아담스 테스트'를 통해 쉽게 불균형을 찾을 수도 있습니다. 허리를 구부리게 되면 척추의 형태가 잘 보이게 되는데 만약 휘어진 모습이 보인다면 의료진을 찾아가 상담하는 것이 좋습니다. 휘어졌는지 잘 안 보이거나 모르겠어도 아이가 엉덩이나 다리가 저리고 당긴다고 하는 경우에도 마찬가지로 의료진과 상담하는 것이 좋습니다.

척추측만증은 크게 구조성, 기능성, 특발성 세 가지로 나눌 수 있습니다.[29]

구조성은 척추 자체가 꼬이고 휘는 경우로, 신경근육 이상으로 인한 신경근육성 척추측만증, 신경섬유종증 척추측만증, 류머티즘이나 외상 또는 감염으로 인한 측만증 등이 여기에 속합니다.[30] 소아마비나 선천성 척추 기형도 여기에 속하지요.

척추에는 문제가 없지만 다른 외부 원인으로 인한 경우는 기능성 척추측만증입니다. 다리를 꼬고 앉거나 무거운 가방을 한쪽으

로 메는 등 잘못된 생활습관도 기능성 척추측만증을 유발할 수 있지요.

구조성도 기능성도 아니고 원인을 찾을 수 없는 특발성은 소아 및 청소년기에 가장 흔합니다. 다인자성 유전, 성장, 생화학적 요인, 신경 및 근육에 의한 요인 등 다양한 요인이 모두 관련되어 나타나는 것으로 추정되지만, 아직 명확히 밝혀진 것은 없기 때문에 특발성이라고 부릅니다.

특발성 척추측만증은 진단된 때의 역연령에 따라 다시 분류하는데, 유아기형(태생~3세), 유소년형(3세 이후~10세 미만), 청소년형(10세 이후)으로 발병된 시기에 따라 나뉩니다.[31] 유아기 특발성 척추측만증은, 85% 정도는 특별한 치료 없이 자연적으로 치유됩니다.

태생 후 5세까지 평균 척추 성장속도는 1년에 2cm 이상으로 가장 빠르고, 6~10세 사이는 1년에 0.5cm로 매우 둔화되며, 11~18세 사이에 2차 급성장기와 더불어 1년에 1.3cm로 다시 증가합니

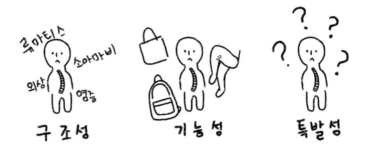

다.[32] 따라서 유소년기에는 척추의 성장이 더뎌 변형이 빠르지 않지만, 청소년기에는 빠르게 진행되는 것이지요. 대신에 유소년기형 척추측만증에서는 신경 이상이 동반될 가능성이 매우 크므로 주의해야 합니다. 특히 유소년기에 성장호르몬 치료를 시행하는 경우에는, 척추측만증이 악화된다는 보고가 있어[33] 특히 조심해야 합니다.

특발성 척추측만증의 치료는 만곡의 크기와 환자의 성장 상태로 결정합니다. 만곡에 포함된 척추뼈 중 가장 윗면과 아랫면이 이루는 각을 '콥 각도(Cobb's Angle)'라고 하는데, 성장기 환자에서 25도 미만의 만곡이거나 성장이 종료된 환자에서 50도 미만의 만곡은 별다른 치료가 필요하지 않습니다.[34]

만곡이 심한 진행성인 경우, 수술치료가 필요하기도 하지만 심혈관 및 호흡기계 합병증, 척추 길이 손실, 전후방 성장 불균형으로 척추의 꼬임[35], 재수술로 인한 상처 감염, 신경 이상 등의 부작용이 있어[36] 보수적이고 세심한 접근이 필요합니다.

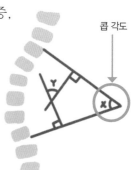

콥 각도

## 성장호르몬 주사 치료와 부작용

키 크는 주사라고 알려진 성장호르몬 치료는 유전자재조합 성장호르몬을 주사제의 형태로 직접 투여하는 치료법입니다. 뼈세포에 작용해 골격을 늘리고 단백질 합성과 세포 증식을 촉진하려는 목적으로 이루어지고 있지요. 주로 상완, 대퇴, 복부 등 부위를 바꿔가며 피하 또는 근육 주사로 투여합니다.[37] 한 부위에 맞게 되면 지방조직이 위축될 수도 있기 때문이지요.

성장호르몬 치료는 치료 시작 연령, 치료 시작 신장, 치료 순응도 등에 따라 다르게 나타나고 있습니다.[38] 성장호르몬 주사 치료를 시작하면 첫 1년 동안은 키가 많이 크지만, 시간에 지남에 따라 그 효과는 지속적으로 감소하는 것이 전형적입니다. 게다가 과연 이것이 최종키를 키우는지에 대해서는 아직 의견이 분분합니다.

비용은 한 달에 약 70~80만 원, 연간 약 1000만 원 정도입니다. 성장이 끝날 때까지 장기간 투여가 필요하기 때문에 매우 비싸지요. 성장호르몬 결핍증, 터너 증후군, 만성신부전증의 경우 국내에서 성장호르몬 치료가 의료보험 적용을 받고 있지만, 단순히 키가 좀 작다거나 성장이 느릴 때에는 비용적인 측면에서도 부담이 많이 됩니다.

하지만 역시 가장 큰 문제는 부작용입니다. 크고 작은 부작용들이 알려져 있으며, 아직까지 밝혀지지 않은 부작용들도 많이 있습니다.

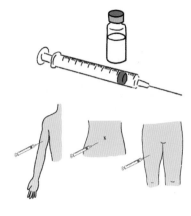

우리 몸의 호르몬 체계는 매우 복잡하게 얽혀 있는데, 성장호르몬을 인위적으로 넣어준다는 발상 자체가 사실 위험할 수 있어요. 정상적으로 성장호르몬이 나오고 있는데 추가로, 억지로 넣어주는 것은 득보다 실이 큽니다. 성장호르몬 주사는 절대로 키 크는 주사가 아니라, 병적인 저신장 치료제입니다.

가장 흔하게 알려진 부작용은 혈당 상승입니다. 성장호르몬이 항인슐린 효과가 있어 혈당을 증가시키기 때문이지요. 특히 당뇨병의 가족력이 있거나 당뇨병의 위험인자가 있는 경우에는 조심해야 합니다.

갑상선기능저하증이 생길 수도 있습니다. 성장호르몬을 투여하면 소마토스타틴의 분비가 증가하는데, 이 호르몬이 갑상선자극호르몬방출호르몬(TRH)에 대한 갑상선자극호르몬(TSH) 반응을 감소시킬 수 있어 갑상선 기능이 감소합니다. 이 외에도 뇌하수체에서 분비되는 다른 호르몬에 영향을 주기 때문에 여성형 유방증, 식은땀, 빠른 심장 박동, 두통, 갑작스러운 배고픔 등의 증상이 나타

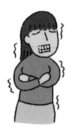 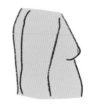 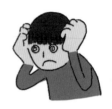

날 수 있습니다.[39]

성장호르몬 치료의 부작용으로 백혈병이 유발될 수 있다는 사실은 1988년 일본에서 가장 먼저 보고되었습니다.[40] 성장호르몬 치료 중 백혈병이 발생한 사례가 꽤 많이 발표되었지요.[41] 성장호르몬의 투여가 백혈병 발생의 원인으로 확실하다고 증명하기는 어렵지만 이에 대한 주의는 필요하겠습니다.


## 성장판과 키 성장

우리 몸의 뼈에서 길이 성장이 일어나는 부분을 성장판이라고 합니다. 태아 때에 팔다리뼈는 모두 연골로 되어 있습니다. 성장하면서 연골의 한가운데 부분이 뼈로 바뀌고, 팔다리뼈의 양쪽 끝에 남은 연골 부위도 자체적으로 또 뼈로 바뀌면, 그 사이에 남은 연골

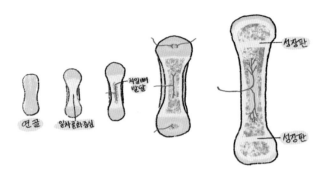

부분이 성장판이 됩니다.[42]

성장 치료를 위해 아이들을 데리고 한의원에 오시는 부모님들은 "우리 아이 키 쑥쑥 크게 해주세요. 다리 길어지게 해주세요."라고 말합니다. 이때 키가 크고 싶다는 말은 목뼈나 허리뼈가 길어지고 싶다기보다는 다리뼈가 길어지고 싶다는 말과 같은 의미지요. 실제로 키에 가장 큰 영향을 미치는 뼈도 다리뼈입니다.

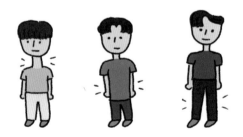

## 하지부 성장판의 작동

성장판은 태어날 때부터 작동하는데, 성장판이 닫히는 시기는 부위마다 다릅니다. 성장판이 열려 있을 때 적당한 운동과 마사지로 성장판에 있는 연골세포들이 활발하게 분열할 수 있도록 도와주면 좋겠지요. 만 나이로 여자는 약 15세, 남자는 약 17세가 되면 모든 성장판이 닫히면서 더이상 키가 자라지 않습니다.

그럼 성장에 가장 중요한 하지부 성장판의 작동 시기에 대해 알아볼까요?[43]

다리의 부위별 성장 정도를 살펴보면, 다리뼈 중 가장 많이 자라는 곳이 무릎 주위라는 것을 알 수 있습니다. 키 성장에 가장 중요한 역할을 하는 무릎 성장판의 경우 남아는 4~5세, 여아는 3세경부터 나타나기 시작하며 사춘기 무렵에 닫히게 됩니다.

| 성장판(Growth Plate) | 발현(Appearance)(boy/girl) | 종료(Closure)(boy/girl) |
|---|---|---|
| 장골능선(Iliac crest) | 사춘기(puberty) | 16~18세 |
| 대퇴골두(Femoral head) | 4 개월 | 17~18/16~17 세 |
| 대퇴골 원위부(Distal femur) | 태아 36주(36th fetal week) | 18~19/17 세 |
| 무릎뼈(Patella) | 4~5/3 세 | 사춘기 때 융합됨(Fuse at puberty) |
| 근위 경골(Proximal tibia) | 태아 40주(40th fetal week) | 18~10/16~17 세 |
| 경골조면(Tibial tuberosity) | 7~15 세 | 19 세 |
| 비골 근위부(Proximal fibula) | 4/3 세 | 18~20/16~18 세 |
| 경골 원위부(Distal tibia) | 6개월 | 17~18 세 |

| LEG GROWTH (다리의 부위별 성장 정도) | |
|---|---|
| 대퇴골 근위부(Proximal Femur) | 15% |
| 대퇴골 원위부(Distal Femur) | 37% |
| 경골 근위부(Proximal tibia) | 28% |
| 경골 원위부(Distal tibia) | 20% |

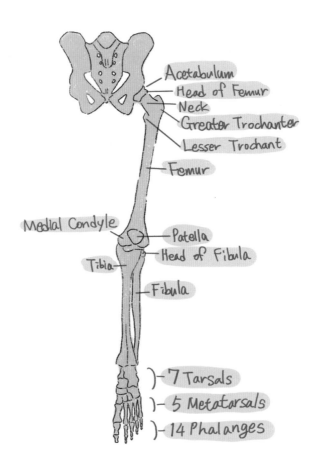

Acetabulum
Head of Femur
Neck
Greater Trochanter
Lesser Trochant
Femur
Medial Condyle
Patella
Head of Fibula
Tibia
Fibula
)- 7 Tarsals
)- 5 Metatarsals
)- 14 Phalanges

## Q&A 얼마나 자주, 어떻게 아이의 키를 재야 할까요?

미국 소아과학회에서 발표한 '소아 예방 건강관리 권고사항'에 따르면[44], 아동의 키와 몸무게는 적어도 출생일, 생후 2~4일, 1개월, 2개월, 4개월, 6개월, 9개월, 12개월, 15개월, 18개월, 24개월, 그리고 그 이후부터 21세까지는 매년 측정하는 것을 권장하고 있습니다.

유치원~초등 저학년 아동의 경우, 가만히 서서 키를 재는 것에 불편을 느끼지 않도록 동물 캐릭터 키자, 귀여운 스티커 등을 이용하면 좋습니다. 사춘기가 시작되는 초등학교 고학년 시기부터는 외모에 대한 관심이 늘어나 자신의 키가 큰지 작은지 신경을 많이 쓰게 되는데요.[45] 자신의 키가 상대적으로 작다고 인식하는 아동의 경우, 우울지수가 높다는 연구 결과도 있지요.[46] 이 시기에는 키 측정에 스트레스를 받지 않도록 각별한 주의가 필요합니다.

한 가지 팁을 더 추가하자면, 아침과 저녁, 활동 전후, 키 측정 도구에 따라 오차가 생길 수 있으므로, 동일한 장소에서 동일한 방법으로 비슷한 시간대에 측정하는 것이 좋습니다.

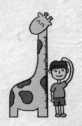 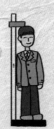 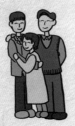

# 3

# 혈자리
# 마사지
# 지압

## 하지부 성장판 자극 혈자리

지금까지 무릎 주변의 성장판이 키 성장에 가장 중요함을 살펴보았습니다. 그렇다면 무릎 주변의 성장판을 자극하는 혈자리에는 어떤 것들이 있을까요? 무릎 주변은 성장통이 가장 심한 부위이기도 한데, 이때 혈자리 주변을 따뜻한 수건으로 찜질해주면 통증을 완화시킬 수 있습니다.

　정확한 혈자리의 침 치료가 가장 효과가 좋지만, 집에서 혈자리를 마사지해주는 것도 도움이 됩니다. 어린아이의 경우 성냥개비나 면봉 등으로 가볍게 누르는 것만으로도 충분히 자극할 수 있습니다. 아파하지 않을 정도로 지그시 누른 뒤, 뗄 때는 빨리 떼는 것이 더 좋습니다.

## 양구혈

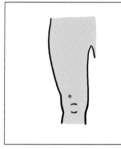

양구혈은 무릎뼈 바닥에서 위로 2촌에 가쪽 넓은 근과 넙다리 곧은근 힘줄 가쪽 모서리 사이에 위치 하고 있는데, 쉽게 설명하면 무릎뼈의 바깥쪽 면을 타고 올라가다가 쏙 들어가게 느껴지는 곳입니다. 배가 아프거나 설사가 날 때 필수로 써야 되는 혈자리이기도 하지요.

## 혈해혈

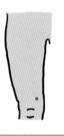

혈해혈은 무릎뼈 바닥 안쪽 끝에서 위로 2촌에 안 쪽 넓은근이 튀어나온 곳에 위치하고 있는데, 쉽 게 설명하면 무릎뼈의 안쪽 면을 타고 올라가다가 쏙 들어가게 느껴지는 곳입니다. 무릎이 시리거나 다리가 떨릴 때도 쓸 수 있고, 모든 혈병, 즉 전신 타박상이나 혈이 원활하게 돌지 않을 때 필수로 써 야 되는 혈자리이기도 하지요.

## 위중혈

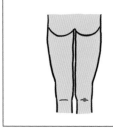

위중혈은 무릎 뒤쪽 면에 넙다리 두갈래근 힘줄과 반힘줄 모양근 힘줄 사이에 위치하는데, 쉽게 설명하면 무릎 뒤쪽 오금주름의 가운데입니다. 허리와 등 부위의 통증이 있을 때 자주 쓰이는 혈자리이기도 하지요.

## 외슬안(독비혈)

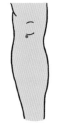

독비혈은 무릎을 굽혔을 때 무릎인대의 가쪽 오목한 곳에 위치하고 있습니다. 무릎뼈 아래쪽으로 무릎 인대로 인해 양쪽 두 부위가 푹 들어가서 마치 송아지 콧구멍처럼 보인다고 하여 '독비'라는 이름을 가지게 되었지요. 이 중에서 독비혈은 바깥쪽 혈자리이며, 외슬안이라고도 합니다.

## 내슬안

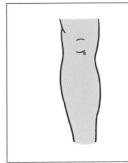

내슬안은 무릎을 굽혔을 때 무릎인대의 안쪽 오목한 곳에 위치하고 있습니다. 12경락상의 혈자리는 아니지만 중요한 혈자리로, 앞서 소개한 외슬안과 함께 슬관절 관련 질환에 두루 쓰입니다.

## 족삼리혈

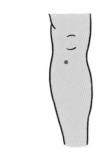

족삼리는 무릎 아래 3촌으로 정강뼈와 종아리뼈 사이에 위치하고 있는데, 쉽게 찾으려면 정강뼈를 만져서 거친 부분 높이에서 바깥쪽으로 눌러 보아 움푹한 곳을 찾으면 됩니다. 족삼리는 족양명경의 합혈이자 위의 하합혈이므로 모든 소화기 관련 질환에 필수적으로 쓰입니다. 소화기계가 약한 아이의 경우 족삼리부터 발목의 중앙까지 위 경락을 따라 마사지해주는 것도 좋습니다.

## 양릉천혈

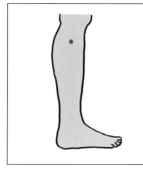

양릉천은 종아리뼈 머리에서 앞 먼쪽의 오목한 곳에 위치합니다. 근과 건의 이상이 있을 경우에 사용하는 대표혈로, 모든 근육을 풀어주는 데 좋습니다. 성장통이 있을 때 꼭 풀어주어야 하는 혈자리이지요.

## 음릉천혈

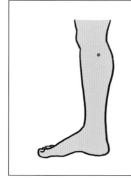

음릉천은 정강뼈 안쪽 관절융기 아래 모서리와 정강뼈 안쪽 모서리 사이의 오목한 곳에 위치하는데, 쉽게 설명하면 다리 안쪽을 타고 올라가다가 뼈에 걸리기 직전 움푹한 곳입니다. 여자들의 가슴 답답한 증상에 필수적으로 쓰이기 때문에, 엄마와 아이가 함께 마사지하는 것도 좋습니다.

# 4
## 스트레스

## 성장통

성장통은 성장기 아동에게서 기질적 이상 없이 나타나는 통증을 말합니다. 3~12세 사이에 흔하고, 여자아이에게 더 많이 발생하며, 정확한 원인은 밝혀져 있지 않습니다. 뼈가 성장할 때 뼈를 둘러싸고 있는 골막이 자극되면서 골막에 분포한 신경에 영향을 미쳐 생길 수도 있고, 뼈가 먼저 자라고 근육이 따라가게 되므로 성장속도의 차이 때문에 근육에 통증이 발생하여 생길 수도 있습니다.

낮보다는 주로 저녁에 통증이 나타나고, 주로 종아리, 허벅지, 무릎 등, 다리 양쪽으로 심부에서 통증을 호소합니다. 특히 심하게 신체활동을 한 날이면 통증이 심해 잠에서 깨기도 하지요. 그렇게 아파하다가도 다음날 아침에는 증상이 없어져 잘 뛰어노는 것이 특징입니다. 수일에서 수 개월간 증상이 없다가 재발하기도 합니다.

특별한 치료를 하지 않아도 대개는 저절로 없어지는데, 따뜻한 전신 목욕이라든지 무릎 찜질이나 마사지가 도움이 됩니다. 스트레칭을 통해 관절과 근육을 가볍게 풀어주는 것도 좋습니다. 전신 균형을 맞추고 순환을 돕는 한의학 치료는 당연히 효과가 더 좋겠지요.

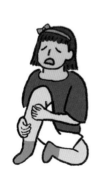

성장통이 있는 시기에는 단백질과 칼슘이 함유

된 음식을 골고루 잘 섭취하는 것이 좋고, 심한 운동은 자제해야 합니다.[47]

성장통과 구별해야 할 질환으로는 다음(153쪽 도표)과 같은 것들이 있습니다.[48]

아침에 동통을 호소하거나 한쪽 다리만 아프다고 할 때에는 성장통 이외의 다른 원인을 의심해봐야 합니다. 절뚝거림, 관절 구축, 부종, 발적, 국소 압통 등을 동반할 때에도 다른 감별 질환들을 체크해봐야 합니다. 성장통에는 이런 동반증상이 없기 때문입니다.

| 외상 | 정형외과적 질환 | 정형외과적 질환 | 내분비질환 |
|---|---|---|---|
| 골절<br>피로골절<br>병적골절<br>탈구/아탈구<br>염좌<br>슬개골 연화증<br>구획증후군<br>건염/점액낭염<br>유아학대 증후군 | 박리 골연골염<br>원판형 연골<br>대퇴골두 골단 분리증<br>LCP병<br>Freiberg병<br>Köhler 병<br>Sever 병<br>Osgood-<br>Schlatter 병<br>과운동 증후군<br>발달성 고관절 탈구<br>족근골 유합 | 연소기 류마티스 관<br>절염<br>전신 홍반 루푸스<br>피부근염<br>Henoch-<br>Schenpelein 자반<br>증<br>가족성 지중해열<br>류마티스열<br>염증 장질환<br>경화 경피증<br>주상골 부골 | 갑상샘 저하증<br>부갑상샘 항진<br>Hypercortisonism<br>골다공증<br>내분비 근염 |

| 감염 | 영양성 | 종양 | 기타 |
|---|---|---|---|
| 세균 감염<br>골수염<br>화농 관절염<br>봉와직염<br>추간판염<br>화농성 근염<br>바이러스 감염<br>일과성 활액막염<br>세균 근염<br>풍진 백신 | 괴혈병(비타민C 결핍)<br>구루병(비타민D 결핍)<br>비타민 과다증<br>고콜레스테롤혈증 | 양성 종양<br>골연골종<br>고립 골낭종<br>유골골종<br>거대 세포종<br>동맥류 골낭종<br>악성 종양<br>연골육종<br>유잉육종<br>골육종<br>신경모세포종<br>림프종<br>백혈병 | Caffey 병<br>신경근 자극<br>말초 신경증<br>축적병<br>점액다당류증<br>Lipoidosis<br>Fibromyalgia<br>반사성 교감 이영양증<br>히스테리<br>학교 공포증<br>혈우병<br>낫적혈구 빈혈 |

## 스트레스와 성장

건강에 영향을 주는 생활 습관에서 커다란 축을 차지하는 것이 스트레스입니다. 스트레스는 신경 심리학적 장애뿐 아니라 다양한 신체적 질환에 영향을 주기 때문이지요.

우리 아이들의 키 성장에도 스트레스가 큰 영향을 미칩니다. 스트레스를 받으면 대뇌변연계를 통해 신경호르몬들이 시상하부를 자극하게 되어 시상하부 – 뇌하수체 – 부신 축(HPA축)을 활성화하여 코르티솔이라는 스트레스 호르몬의 분비가 증가하게 됩니다. 사실 이 코르티솔은 우리 몸에 꼭 필요한 호르몬입니다. 근육, 간, 지방조직 등에 작용하여 개체가 스트레스에 저항할 수 있는 에너

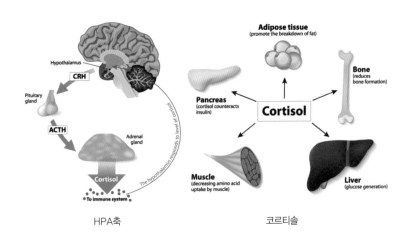

HPA축                           코르티솔

지를 공급하기 때문이지요. 그렇지만 장기간 스트레스에 노출되어 분비량이 늘어난 상태가 지속된다면 몸의 호르몬 균형을 망가뜨립니다.

스트레스 자극이 만성적으로 진행되면, 이 HPA 축이 계속 자극되면서 코르티솔이 계속 분비되겠지요. 그렇게 되면 혈중 성장호르몬의 분비가 감소하게 됩니다.[49] 뿐만 아니라 코르티솔의 과다 분비는 몸의 근육, 소화기계, 수면 상태, 면역력 등에 복합적으로 악영향을 미쳐서 결과적으로 키 성장을 방해합니다.

특히 우리나라 아이들은 조기교육, 경쟁심리, 부모의 압력, 학업에 대한 기대를 어린 시기부터 겪으면서 여러 측면에서 스트레스를 받고 있습니다.[50]

보건복지포럼의 보고서에 따르면, 한국 아동들의 학업 스트레스 지수가 유니세프 조사 대상 국가인 미국, 영국, 프랑스 등 세계 주요 29개국 모두보다 높았다고 하지요. 높은 학업 스트레스와 낮은 학교생활 만족도로 인해, 한국 아동들의 삶 자체에 대한 만족도도 다른 국가 아동들의 만족도에 비해 크게 낮았다고 합니다.[51] 따라서 부모님들은 우리나라의 이런 상황에 대해 깊이 인식하고, 아이들의 스트레스 상태를 잘 파악해 완화시켜줌으로써 아이들의 신체적, 정신적 건강을 지킬 뿐만 아니라 키 성장까지 도울 수 있도록 해야겠습니다.

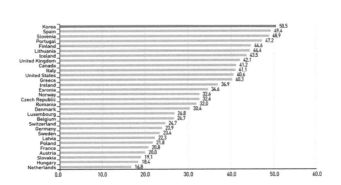

우리나라 아동의 학업 스트레스

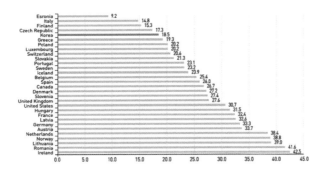

우리나라 아동의 학교생활 만족도

## 사례

올해 초등학교 4학년에 올라가는 재아는 요즘 스트레스가 많았습니다. 학년이 바뀌면 가장 먼저 키를 재고 책상 자리를 정할 텐데, 첫 번째 줄 맨 앞에 앉을 것 같은 생각이 들었기 때문이었죠. 그 생각만 하면 잠도 더 안 오고 가슴이 답답했습니다. 방학이 끝나갈 무렵, 부모님은 재아에게 새 학기가 기대되는지 물어보았는데, 아무것도 모르는 부모님이 야속한 마음에 재아는 울음이 터져버렸습니다. 3학년이 되면서부터 다른 친구들은 갑자기 쑥쑥 크기 시작하는데 자기만 키가 크지 않아서 속상하다고 얘기했지요.

재아의 엄마는 170cm, 아빠는 185cm로 큰 편이라서 재아의 키 걱정을 하게 될 줄 몰랐죠. 3학년에 올라갈 때는 반에서 중간 정도였는데, 1년 동안 다른 친구들에 비해 성장이 더디다 싶더니 아이가 스트레스를 많이 받고 있었다는 것에 놀라 함께 한의원에 오게 되었습니다.

재아를 진찰해보니, 아이인데도 화가 많은 맥이 잡혔습니다. 조금 더 문진해보니, 원래도 공부 때문에 스트레스가 많았는데, 새 학기 키 걱정에 더욱 스트레스가 많아져서 재아는 요즘 잠을 못 잔다고 말했습니다.

성장기 아동은 스트레스에 매우 예민하기 때문에 과도한 스트레스는 성장호르몬 분비를 방해합니다. 특히 밤 10시부터 새벽 2시까지 성장호르몬이 가장 많이 분비되기 때문에 늦은 수면시간은 좋지 않습니다. 치료실에서 재아를 복진해보니 매우 압력이 높아 있는 상태였고, 흉부를 눌렀을 때도 아프다고 했죠. 그래서 몸을 충분히 이완하고 숙면을 취할 수 있는 혈자리에 침 치료를 하고, 마음을 안정시키며 성장을 돕는 한약 치료를 하기로 했습니다. 치료를 시작하고부터 아이가 짜증을 덜 낸다고 어머님께서 말씀하시더군요. 정신적으로 안정이 되면서 잠도 편안하게 자니 자연스럽게 키도 1달에 0.8cm 정도씩 쑥쑥 자랐습니다.

## 아이의 스트레스에 함께 관심 갖기

아동 청소년기는 가정을 벗어나 새로운 환경에 적응하는 시기입니다. 한국청소년정책연구원의 인권실태조사에 따르면 학업, 가정불화, 또래와의 관계, 경제적 어려움, 외모 및 신체 조건, 미래에 대한 불안을 스트레스 요인으로 밝히고 있습니다.[52]

이 중에서도 특히 학업 문제가 스트레스의 주요 요인에 속하고, 힘든 일이 있을 때 고민을 나누는 것은 가족, 특히 엄마가 큰 비율을 차지했습니다. 가족이 함께 아이의 스트레스 요인과 해결에 관심을 갖고 살펴보는 것이 중요합니다.

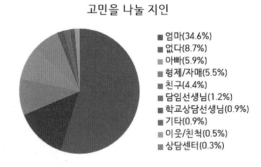

고민을 나눌 지인

- ■ 엄마(34.6%)
- ■ 없다(8.7%)
- ■ 아빠(5.9%)
- ■ 형제/자매(5.5%)
- ■ 친구(4.4%)
- ■ 담임선생님(1.2%)
- ■ 학교상담선생님(0.9%)
- ■ 기타(0.9%)
- ■ 이웃/친척(0.5%)
- ■ 상담센터(0.3%)

학업 스트레스는 단순히 성적이 낮아서 뿐만 아니라, 학업에서 좋은 결과를 내야 한다는 스스로의 압박감이나 부모, 교사 등 외부

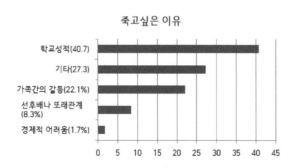

죽고싶은 이유

요인에 의해서도 생기게 됩니다.[53] 부모는 아이를 압박하고 다그치기보다는, 옆에서 든든하게 믿어주고 아껴주는 존재가 되어야겠지요. 어떻게 아이를 대하는지에 따라 아이가 받는 스트레스는 더 심해질 수도 약해질 수도 있으니 부모로서, 어른으로서 조금 더 너그러워지면 어떨까요?

## 스트레스 자가진단

국가건강정보포털 의학정보에서 제공하고 있는 스트레스 평가는 크게 두 가지 항목으로 측정합니다. 첫 번째 항목은 자신이 얼마만큼 스트레스를 받는지 확인하는 문항으로 구성되어 있습니다. 총 10문항의 점수를 합산하는데, 14점 이상이면 스트레스의 영향을 받기 시작한 것으로, 지속되지 않도록 주의를 기울여야 합니다. 17점 이상이면 정신 질환으로 발전될 가능성이 높아진 상태이고, 19점 이상이면 전문가의 도움이 필요합니다.[54]

| 최근 1개월 동안 다음 문항의 내용들을 얼마나 자주 느꼈는지 표시하십시오 | 전혀 없음 | 거의 없음 | 때때로 | 자주 | 매우 자주 |
|---|---|---|---|---|---|
| 1. 예상치 못했던 일 때문에 당황했던 적이 얼마나 있었습니까? | 0 | 1 | 2 | 3 | 4 |
| 2. 인생에서 중요한 일들을 조절할 수 없다는 느낌을 얼마나 경험하였습니까? | 0 | 1 | 2 | 3 | 4 |
| 3. 신경이 예민해지고 스트레스를 받고 있다는 느낌을 얼마나 경험하였습니까? | 0 | 1 | 2 | 3 | 4 |
| 4. 당신의 개인적 문제들을 다루는 데 얼마나 자주 자신감을 느꼈습니까? | 4 | 3 | 2 | 1 | 0 |
| 5. 일상의 일들이 당신의 생각대로 진행되고 있다는 느낌을 얼마나 경험하였습니까? | 4 | 3 | 2 | 1 | 0 |
| 6. 당신이 꼭 해야 하는 일을 처리할 수 없다고 생각한 적이 얼마나 있었습니까? | 0 | 1 | 2 | 3 | 4 |
| 7. 일상생활의 짜증을 얼마나 자주 잘 다스릴 수 있었습니까? | 4 | 3 | 2 | 1 | 0 |
| 8. 최상의 컨디션이라고 얼마나 자주 느끼셨습니까? | 4 | 3 | 2 | 1 | 0 |
| 9. 당신이 통제할 수 없는 일 때문에 화가 난 경험이 얼마나 있었습니까? | 0 | 1 | 2 | 3 | 4 |
| 10. 어려운 일들이 너무 많이 쌓여서 극복하지 못할 것 같은 느낌을 얼마나 자주 경험하셨습니까? | 0 | 1 | 2 | 3 | 4 |

두 번째 항목은 스트레스에 대한 대응방식을 확인하는 것입니다.(162쪽 도표 참고) 스트레스나 어려운 사건에 처했을 때 어떻게 행동하고 느끼는지를 점수로 매기면 됩니다. 소극적 감정해결형 대응방식의 점수 합계가 5점 이하이고, 적극적 문제해결형 대응방식의 점수 합계가 9점 이상인 경우는 웬만한 일상생활의 스트레스를 잘 견딜 수 있는 상태입니다. 반면에 소극적 감정해결형 대응의 점수 합계가 9점 이상이거나, 적극적 문제해결형 대응의 점수 합계가 5점 이하일 경우는 일상적인 생활사건도 나쁜 스트레스로 작용하여 질병으로 쉽게 발전할 수 있습니다.[55]

아이와 함께 점수를 체크하고, 내용에 대해서 함께 이야기를 나누며, 적절한 조언을 해준다면, 그 자체로도 아이의 스트레스 완화에 도움이 될 것입니다.

| 소극적 감정해결형 | 전혀 아님 | 다소 아님 | 대체로 | 상당히 |
|---|---|---|---|---|
| 1. 이건 실제가 아니라고 스스로에게 말한다. | 0 | 1 | 2 | 3 |
| 2. 이 일 외에 다른 일에 대해 공상한다. | 0 | 1 | 2 | 3 |
| 3. 내가 원하는 것을 얻으려는 시도를 포기한다. | 0 | 1 | 2 | 3 |
| 4. 그 문제가 일어났다는 것을 믿지 않으려 한다. | 0 | 1 | 2 | 3 |
| 5. 이 문제를 덜 생각하려고 영화나 TV를 본다. | 0 | 1 | 2 | 3 |

| 적극적 문제해결형 | 전혀 아님 | 다소 아님 | 대체로 | 상당히 |
|---|---|---|---|---|
| 1. 이 경험을 통해 인간적으로 더 성숙해지려 한다. | 0 | 1 | 2 | 3 |
| 2. 너무 서둘러 어떤 일을 처리하지 않도록 스스로 절제한다. | 0 | 1 | 2 | 3 |
| 3. 지금 일어나고 있는 일에서 좋은 점을 찾는다. | 0 | 1 | 2 | 3 |
| 4. 문제를 가장 잘 처리할 수 있는 방법을 생각한다. | 0 | 1 | 2 | 3 |
| 5. 문제 해결을 위한 직접적인 행동을 취한다. | 0 | 1 | 2 | 3 |

## 스트레스 대처법

스트레스 상황을 완벽하게 없애기는 현실적으로 불가능합니다. 그러나 같은 스트레스를 받아도 내 몸과 마음이 건강하다면, 효율적으로 대처할 수 있어요.

미국 국립보건원에서는 스트레스가 건강에 부정적인 영향을 미치는 것을 줄이도록 몇 가지 방법을 제시하고 있습니다.[56] 하나씩 살펴보면서 우리 아이들에게도 적용될 수 있도록 설명해볼게요.


● 잘 관찰하세요

스트레스에 대한 몸의 반응, 예를 들면 잠을 푹 못 잔다든지, 쉽게 화가 난다든지, 우울해진다든지, 에너지가 없다든지 이런 반응들을 잘 살펴보세요.

아이들이 스트레스로 힘들어할 때면 편안한 환경에서 스스로를 관찰해보라고 조언해주는 것이 좋습니다. 있는 그대로 알아차리는 것에서부터 스트레스 관리가 시작되기 때문이지요.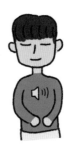
현재의 감정이 답답함인지, 외로움인지, 좌절감인지, 허무함인지, 무기력함인지, 후회감인지, 지긋지긋함인지 등등, 마음의 소리에도 귀 기울여볼 수 있도록 도와주세요.

• 건강 전문가와 상담하세요

의료진이 스트레스에 대해서 물어볼 때까지 기다리지 말고, 먼저 도움을 청하고 스트레스로 인한 문제들에 대해 적절한 보살핌을 받으세요.

어린 친구들이 키 성장을 위해서 한의원에 왔을 때, 진맥을 해보면 생각보다 스트레스 맥이 자주 나옵니다. 아이가 힘들거나 답답한 것이 있으면 부모에게, 의료진에게 표현할 수 있도록 용기를 주어야 합니다. 특히 마음이 여린 친구들은 속으로만 끙끙대고 표현을 안 하는 경우가 많습니다. 내가 힘들다고 하면 주변의 반응이 어떨까 걱정하는 경우도 있고요. 그렇게 되면 참는 것 때문에 점점 더 스트레스가 쌓이겠지요. 심해지면 화병으로 발전하기도 합니다. 자신의 상태에 대해서 잘 알아차린 다음에는 적극적으로 표현하고 도움을 요청할 수 있도록 격려해주세요.

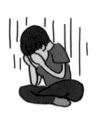
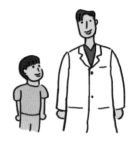

• 규칙적인 운동을 하고, 이완할 수 있는 활동을 하세요

하루 30분씩만 걸어도 기분이 좋아지고 건강이 향상됩니다. 명상, 근육 이완, 심호흡과 같은 건강 프로그램을 찾아보고 규칙적으로 활동해보세요.

걸으면 세로토닌이라는 호르몬이 나와서 행복한 기분이 들게 됩니다. 부모와 아이가 함께 산책하면서 하루의 스트레스를 터놓고 대화하는 것도 좋은 방법이 되겠지요.

스트레스 상황에 놓이게 되면 교감신경이 과항진되어 만병의 근원이 됩니다. 특히 불안감이 강하게 나타나고, 장 운동을 불규칙하게 하여 과민성대장증후군을 유발하기도 하는데, 이것은 성장뿐만 아니라 학습에도 매우 나쁜 영향을 끼칩니다. 이렇게 교감신경이 과항진될 때는 명상이나 심호흡 등을 통해 이완시켜주는 것이 좋습니다. 숨을 천천히 길게 내쉬면서 부교감신경을 활성화해주는 것이 핵심이지요. 스스로의 호흡과 마음에 집중할 수 있는 요가를 배워보는 것도 좋습니다. 요즘에는 아이와 부모가 함께 할 수 있는 온가족 요가 프로그램도 많이 있습니다.

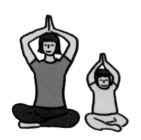

• 목표와 우선순위를 정하세요

어떤 것이 지금 당장 급한지, 어떤 것이 여유가 있는지 결정해야 합니다. 너무 무리하게 느껴진다면 새로운 일에 대해 거절할 줄도 알아야 합니다. 하루가 끝날 때, 할 수 없었던 것보다는 성취한 일을 염두에 두세요.

모든 일을 완벽하게 하기란 어렵습니다. 어릴 때부터 체크리스트를 만들어 우선순위를 정하고, 꼭 해야 할 일들을 급한 것부터 하나씩 해나가는 습관을 들이는 것이 좋습니다.

인생의 목표와 가치를 생각해보는 시간도 필요합니다. 내재적인 동기에 의해 자발적으로 목표를 선택해 추구하면서 현실적이고 구체적인 목표를 향한 활동에 적극적으로 참여함으로써 행복이 증진될 수 있습니다. 추구하는 목표들 간의 일관성과 통합 정도가 행복에 중요하다는 연구 결과가 있습니다. 양립되기 어려운 갈등적인 목표들을 추구하는 사람은, 부정 정서와 스트레스를 경험할 가능성이 높기 때문이지요.[57]

변화개방성 / 자기강화 / 자기초월 / 보수성 / 보수성 / 자율성추구 / 쾌락주의 / 성취지향 / 권력지향 / 안전추구 / 보편주의 / 박애주의 / 순응추구 / 전통지향

목표의 이면에는 목표를 통해 추구하는 가치가 존재합니다. 소

중한 가치가 있기 때문에 그러한 목표를 추구하는 것이지요. 슈워츠(Schwartz)는 70개 국가를 대상으로 한 연구를 통해 10개의 보편적 가치를 도출해내었습니다. 이러한 가치들의 종류를 살펴보고 함께 이야기를 나누어보는 것도 좋습니다. 자아가 단단하면 스트레스에 쉽게 휩쓸리지 않기 때문이지요.

• 사람들과의 연결을 유지하세요

당신은 혼자가 아닙니다. 당신에게 감정적 지지와 실제적인 도움을 줄 수 있는 사람들과 연락하세요. 스트레스를 줄이기 위해서는 친구, 가족, 사회집단, 혹은 종교로부터 도움을 받으세요.

사회적 지지란 다양한 인간관계에서 받을 수 있는 여러 가지 형태의 도움을 말합니다.[58] 스트레스 상황에서 겪는 불안과 긴장 등 정서적 고통을 이해하고, 격려하고, 경청해줌으로써 소속감과 안정감을 유지하도록 돕는 것도 포함됩니다. 특히 가장 밀접하게 연결된 가족의 역할이 중요한 것은 당연하겠지요.

• 긍정적 정서를 가지세요

긍정적 정서는 사고와 행동의 범위를 넓힘으로써 스트레스 대처 과정에서 유용하게 작용합니다. 스트레스에 대해 완충작용을 함으로써 문제해결에 도움을 주는 것이지요.[59]

긍정 정서는 다양한 측면에서 구분될 수 있습니다. 유쾌한 정도에 따라서 황홀, 환희, 고양, 행복, 만족, 안락, 편안, 이완, 안도 등으로 분류될 수 있습니다. 긍정 정서를 유발하는 대상에 따라서도 다양하게 구분될 수 있습니다. 다른 사람에 대해서는 애정, 친밀, 유대, 귀여움, 사랑스러움, 신뢰, 존경 등을 경험할 수 있고, 자기 자신에 대해서는 자긍, 자존, 자신, 수용 등의 긍정 정서를 경험할 수 있습니다. 또한 어떤 대상이나 활동에 대해서는 열광적 홍미, 즐거움, 재미, 유쾌, 심미, 경외 등을 경험할 수 있습니다.[60]

# 키 성장 비책
## Before & After

모든 사진 촬영은 하동림한의원 강서점에서 이루어졌는데, 촬영장소가 오픈되어 있고, 바쁜 한의원 사정으로 인해 흔들리고 화질이 좋지 않은 사진이 많아 죄송합니다. 키 성장 치료를 받은 친구들은 여기에 실린 사례 외에도 훨씬 많고 대부분 결과도 좋았는데, 사진 촬영을 하지 못해 책에 싣지 못하거나 중복되는 결과들이 많아 대표적으로 소개할 만하고 재미있는 사례 위주로 실었음을 밝힙니다.

# 키 성장과 체중조절

초등학교 고학년인 A 친구, 초진 당시 키 160.4cm에 몸무게가 66.6kg으로 통통한 편에 속했습니다.

키 성장 탕약과 성장환 치료 2달 20일 후, 다시 재어보니 키는 2.6cm 자란 163.0cm로 측정되었습니다. 더 놀라운 것은, 그 사이 체중은 단 0.1kg만 증가한 66.7kg이었다는 것입니다.

A 친구 본인에게 맞는 길이 성장에 도움 되는 처방에, 체중은 늘지 않는 편이 키 크는 데 더 도움이 될 것으로 판단하여 평상시 좋지 않은 식습관으로 생긴 담음(痰飮) 등 노폐물을 빼주는 치료 약제를 가감했기 때문에 체중조절도 잘 되었지요.

A 친구는 몸에 쌓여 있던 노폐물이 빠져나가니 몸도 더 가볍고 피로도 풀려, 학습할 때에도 도움이 많이 되었다고 말했습니다.

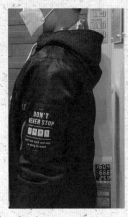 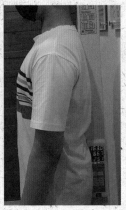

# 키 성장과 비염

B 친구는 밥도 잘 먹지 않고 키도 잘 자라지 않아 초진 당시 부모님이 걱정을 많이 하셨었죠. '과연 한약을 먹인다고 키가 잘 클까?'에 대한 의문도 많으셨답니다.

B 친구는 초진 시 105.8cm에 16.9kg이었는데, 맞춤형 탕약 복용 후 3달 20일 만에 키가 3.6cm가 자라서 왔습니다! 키는 109.4cm에 몸무게는 18.7kg이 되었지요.

평상시 비염이 있던 B 친구는 날씨가 갑자기 더워지면서 코피가 올라왔는데, 상비 보험한약 복용 후 가라앉았습니다. B 친구 어머님께서 말씀하시길, 재작년에 비염이 심해지면서 코골이가 생기고 구강호흡을 하면서 1년간 키가 잘 크지 않았다고 하셨어요.

한 달간의 치료 결과를 보시고 놀라면서, "1년만 일찍 왔었다면 정말 좋았을 텐데." 하고 말씀하셨습니다.

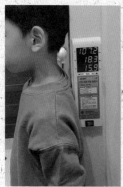
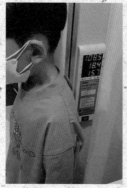
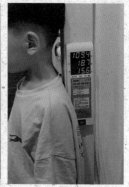

\* 초진 당시 사진을 찍지 못해 초진 사진은 없습니다.

# 키 성장과 면역력

한약 3개월과 함께 성장환까지 포함해 총 8개월 동안 복용했던 C 친구. 2019년 05월 초진 당시, 키 113cm에 몸무게 19.9kg이었죠. 8개월 후 다시 재어보니 키는 무려 9.1cm나 자란 122.1cm였고, 놀랍게도 체중은 단 1.1kg만 증가한 21kg이었죠. 그야말로 살은 안 찌고 길이 성장만 된 경우죠.

게다가 키 성장 프로그램과 함께 치료받았던 비염과 아토피까지 치료가 잘 되어, 요즘같이 면역력이 중요한 시기에 키 성장과 건강을 모두 챙겼다고 흐뭇해했습니다.

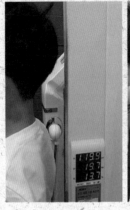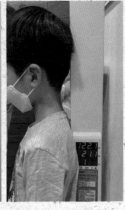

\* 초진 당시 사진을 찍지 못해
초진 사진은 없습니다.

# 키 성장과 변비

철분제 복용으로 인한 변비로 고생하던 D 친구는, 초진 상담 후 6개월간 치료 한약을 복용했고 변비가 많이 좋아졌어요. 그런데 만성 변비 치료를 위해서 한의원에 내원했던 D 친구에게 또 다른 놀라운 변화가 있었답니다. 치료 탕약을 먹으면서 키가 쑥쑥 자라 6개월 동안 5.8cm가 컸다는 사실입니다. 초진 당시 103.5cm에 16.2kg이었던 D 친구가, 탕약 복용 6개월 만에 109.3cm에 17.6kg으로 폭풍 성장한 거죠.

D 친구의 경우, 성장에 도움이 되는 한약 약재들의 효능도 작용했지만, 배앓이 때문에 밥을 잘 먹지 않아 성장에 필요한 영양분이 제대로 공급되지 않았던 것이 문제였어요. 치료 한약을 복용한 후부터 변비가 해결되어 배앓이가 없어졌고, 속이 편안해지면서 식사도 이전보다 더 잘하게 되고, 그에 따라 키 성장에 필요한 영양분도 적절히 공급되니, 당연히 키가 쑥쑥 자랄 수밖에 없겠지요!

D 친구의 어머님께서는, "아이 키가 갑자기 너무 많이 커서 주변 사람들이 더 놀란다."고 하셨습니다. 그동안 낫지 않던 변비가 해결되어 기쁜데, 키까지 쑥쑥 커서 D 친구와 어머니는 무척 좋아하셨습니다.

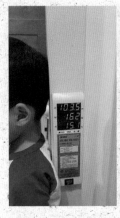
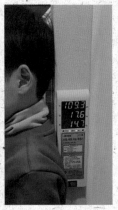

# 키 성장과 입술 습진

E 친구는 낫지 않는 입술 습진을 치료하기 위해 처음 한의원에 내원했습니다. 키 성장을 목적으로 한의원을 찾은 것은 아니었지만, E 친구의 키와 몸무게가 또래보다 작은 편이라 키 성장에도 도움이 될 수 있게 처방을 함께 했지요.

처음 내원 당시 키가 136.8cm였는데, 치료 한약 1달 복용 후에는 138.1cm, 2달 20일 복용 후에는 139.0cm로, 탕약 복용 2달 20일 만에 2.2cm가 자랐습니다. 게다가 키가 이렇게 자라는 동안, 몸무게는 26.9kg에서 27.6kg으로 0.7kg 정도만 늘었습니다.

또한 피부과에서 치료해봤지만 낫지 않아 입을 벌릴 때마다 괴로워했던 입술 습진도 말끔히 치료되었답니다.

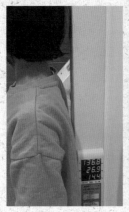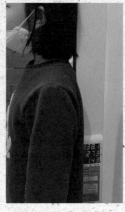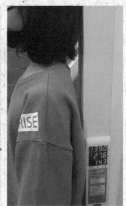

# 키 성장과 체중 증가

F 친구의 친형은 어릴 적에 1년 넘게 성장호르몬 치료를 받았었습니다. 호르몬 주사를 맞는 고통과 1년에 1,000만 원 이상 들어가는 큰 비용도 문제였지만, 주사를 끊자 키 성장이 바로 멈추는 것을 확인할 수 있었죠. 그래서 부모님은 F 친구는 호르몬 주사 대신 한의원에서 치료하기로 결심하고 함께 내원했습니다. F 친구가 성장 치료 탕약과 성장환을 2달 20일간 복용하는 동안, 키가 157cm에서 160.3cm로 총 3.3cm나 자랐습니다. 또 F 친구는 남자아이치고 너무 마른 편에 속해서 살찌는 것도 함께 원했죠. 그래서 한약을 처방할 때 키 성장과 몸무게 증가를 함께 고려했고, 그에 따라 몸무게가 41.5kg에서 45kg으로 증가했습니다. 가족들은 키 성장은 물론 마른 몸에 살까지 붙는 것을 보고 매우 만족했습니다.

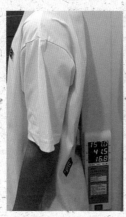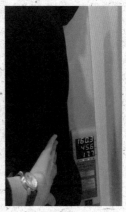

# 키 성장과 아토피 피부염

몇 년째 반복되던 아토피성 발의 습진을 치료하러 온 G 여학생 친구.
G 친구는 초진 당시 키 153.9cm에 몸무게 61.6kg이었습니다.
아토피성 습진 치료가 한의원에 온 주요 목적이었지만, 한약 복용 2달
20일 후에 키와 몸무게를 다시 재니 155.9cm에 63kg으로 키가 2cm나 자
란 모습이었습니다.
몸무게가 많이 나가는 편에 초경까지 한 상태라 성장이 더딜 수 있는데,
키도 커지고 원래 치료하고자 했던 발의 습진도 잘 치료되면서 G 친구
와 부모님이 기뻐하셨던 것이 기억나네요.

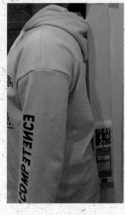 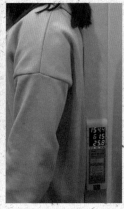 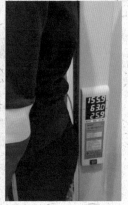

# 키 성장과 유전적 요인

부모님 평균 키가 160cm 중후반이고, 형도 170cm 정도밖에 크지 않아 상심이 컸던 고등학교 2학년생 H 학생이 한의원을 찾아왔습니다. H 친구는 키가 더 크고 싶었고, 성장 프로그램에 들어가기 전에 "키가 180cm만 넘으면 좋겠어요."라고 말했죠.

일단 맨 처음 키와 몸무게를 재어보니 키 170cm에 몸무게 61.7kg이었습니다.

H 친구는 성장 프로그램을 열심히 따라했고, 치료 3개월 만에 키 174.9cm, 몸무게 70.4kg(무거운 옷 무게 포함)로, 무려 4.9cm나 자랐더군요. H 친구 자신과 치료를 담당한 의료진, 그리고 보호자분들까지 모두 깜짝 놀랐었죠.

H 친구는 키를 키우기 위해 뜀뛰기에 도움이 되는 농구도 열심히 하고, 일찍 자려고 노력했다고 말했습니다. 본인이 노력한 만큼 성장 치료가 잘 되는 것을 체험한 H 친구는, "이제는 목표 키가 185cm로 바뀌었어요."라며 의지를 보였답니다.

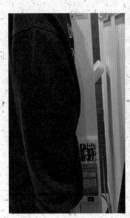
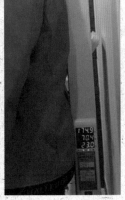

# 키 성장과 생활습관

앞에서 본 C 친구의 형인 I 친구는, 초진 시 잦은 코피와 식욕부진, 비염 등 여러 기저질환을 함께 가지고 있었어요. 초진 당시부터 치료 중반까지는 1달에 평균 0.8~0.9cm 정도로 자랐는데, 그러던 중 전국 스키대회 출전 때문에 하루 6시간 이상 맹훈련을 하는 등 과도한 운동 이후, 성장이 더뎌지기 시작했습니다. 앞서 운동 파트에서도 설명했듯이, 너무 과도한 운동으로 인한 피로 누적이 성장을 방해한 거죠.

I 친구는 133.5cm에서 137.2cm까지 3.7cm 자라는 데 6개월이 걸렸습니다. 성장 탕약과 성장환을 복용한 다른 친구들이 1달 평균 0.8cm~1.2cm 정도 자라는 데 반해, I 친구는 1달 평균 0.6cm 정도 자란 거죠.

성장 프로그램을 진행해보면, 일찍 잠자리에 들어 푹 잘 자고, 매일 뜀뛰기 운동을 한 친구들은 대부분 1달에 1cm 내외로 잘 자라는데, 일찍 자지 않거나, 뜀뛰기 운동을 하지 않거나, 심한 과로나 스트레스를 받은 친구들은 1달에 0.5cm 내외로 자라오는 경우가 많았습니다. 결국 키 성장은 맞춤형 한약과 생활습관이 어우러져야 최상의 결과를 낸다는 것을 실제로도 확인할 수 있었죠.

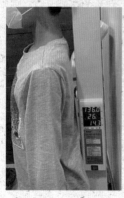
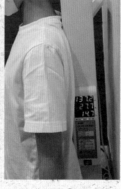

\* 초진 당시 사진을 찍지 못해 초진 사진은 없습니다.

# 에필로그

"원장님, 요즘 OO오일, XX식품이 어디 어디에 좋다고 유행하던데……. 광고도 많이 하고요. 그래서 그걸 좀 먹어보려고 하는데요, 지금 먹는 탕약과 같이 먹어도 되나요?"라고 물어보는 환자분들이 꽤 많습니다. 이런 분들께 저희 저자들은, "저희는 몸에 좋은, 그리고 치료가 되는 어떤 것이 새롭게 개발되었다고 해도 절대 함부로 먹지 않습니다. 적어도 수백 년 이상 인간이 먹어 오면서 안전성이 검증됐고, 그 효과가 증명된 것들이 이미 많이 있는데, 왜 그걸 두고 아직 효능이나 예상치 못한 부작용이 완전히 밝혀지지도 않은 새로운 것을 찾겠습니까? 그런 식품을 판매하는 분들이야 무조건 이 상품이 좋다고 선전하겠지요. 하지만 거기에 현혹되지 마세요. 우리 몸은 매우 소중하고 내가 먹는 것이 곧 나 자신이 됩니다."라고 말씀드립니다.

한의학을 공부하고 한의학의 우수성과 효능을 누구보다 잘 아는 전문가로서 저희 저자들은, 사람의 몸속으로 들어가는 음식이나 식품에 대해서는 훨씬 더 보수적인 입장을 취해야 한다고 생각합니다. 자본의 논리에 따라 만들어지는 각종 식품의 유해성을 환자분들을 통해 가까이서 경험하기 때문에, 한 끼의 식사나 한 번 먹는 약에 대해서도 조심하지 않을 수 없는 것이죠.

이 책은 물론 키 때문에 자존감이 떨어지는 아이들, 그리고 그런 아이들을 걱정하는 부모님들에게 조금이나마 도움이 되고자 출판하였습니다. 성장에 가장 기본이 되는 영양과 운동, 그리고 생활습관에 대해 꼭 알아야 할 정보들을 정리했고, 중간중간 많은 환자분들이 묻는 질문들에 대한 답변과 사례 등을 넣었습니다. 모쪼록 이 책이 키에 대한 고민이 많은 아이들이 건강하게 잘 자라는 데 보탬이 되면 좋겠습니다.

그런데 저희 저자들이 이 책을 통해 전하고자 하는 메시지는 하나가 더 있습니다. 그것은 우리 한의학에 대한 잘못된 편견을 조금이나마 줄이고자 하는 것입니다. 사실 키 성장뿐만 아니라 피부

질환, 비염, 불임과 난임을 포함한 부인과 질환, 난치성 질환에서도 침과 한약의 효과는 매우 뛰어납니다. 많은 연구 결과가 이를 뒷받침해주고 있으며, 한의원에 내원하시는 환자분들도 꾸준히 늘고 있는 상황입니다. 최근에는 수많은 건강기능 식품들, 심지어 병원에서 처방하는 약들에도 한약재가 포함되어 있으며, 편의점에서 판매되고 있는 소화제와 숙취음료 등에도 한약재가 들어있습니다. 그만큼 한약 재료들은 안전하게 먹을 수 있는 식품으로 검증되었으며, 따라서 한약 또한 안전한 치료 방법일 뿐 아니라 여러 질환을 치료하는 데에도 탁월한 효능이 있는 것입니다.

현재 우리나라에서는 다른 많은 국가와 달리 양의학(의사)과 한의학(한의사)이 서로 다투고 있는 상황입니다. 아직도 양방 병원에서는 "한약 먹으면 간 수치가 올라갑니다.", "한약 먹으면 암이 생깁니다." 등등, 말도 안 되는 논리로 환자분들을 공포에 빠뜨리기도 합니다. 과연 수천 년간 이어져 온 한의학이 의사들이 말하는 것처럼 효능은커녕 환자들을 오히려 위험에 빠뜨린다면, 어떻게 지금까지 남아있을 수 있었을까요? 가까운 중국과 일본에서는, 국민들의 건강권을 위해 양의학과 한의학을 접목하여 질병을 관리하고 있습니다. 환자를 치료하고 병을 낫게 하는 것이 의학의 목적인데, 왜 세계적으로 우수성을 인정받아가고 있는 한의학과 협력하지 않는지 안타까울 뿐입니다.

　인위적인 화학 약제가 아닌 자연에서 얻은 재료를 이용해 환자의 체질과 몸 상태에 맞는 방식으로 질병을 치료하고 건강을 지키는 한의학과 한약의 효능에 대해 이제라도 올바른 평가가 내려져야 한다고 생각합니다. 하루 빨리 양방과 한방의 협업을 통해 우리 국민들도 지금보다 더 나은 의료 서비스를 받고, 건강해질 수 있기를 바라며 글을 마칩니다.

# 참고문헌

## 영양

1  Huei-Bin Wang 외 5명, 〈Time-Restricted Feeding Improves Circadian Dysfunction as well as Motor Symptoms in the Q175 Mouse Model of Huntington's Disease〉, eNeuro ISSN 2373-2822 5권, 1호, 2018.

2  TAU 외 4명,〈Diabetics who skip breakfast provoke hazardous blood sugar spikes - Type-2 diabetics who 'fast' until noon risk day-long consequences〉, bit. ly/1IpnukN Diabetes Care, online July 28, 2015.

3  김초영 외 1명, 〈비만 소아의 성장과 골성숙도에 관한 임상적 연구〉, 한방비만학회지 12권 1호, 2012.

4  Hites, R. A. et al. 〈Global assessment of organic contaminants in farmed salmon〉. Science 303, pp 226 – 229, 2004.

5  Farmed Norwegian Salmon World's Most Toxic Food
https://www.youtube.com/watch?v=RYYf8cLUV5E&feature=emb_title

6  Dave Asprey, 「최강의 식사」

7  Dave Asprey, 〈최강의 식사〉

8  http://koc.chunjae.co.kr/main.do

9  http://koc.chunjae.co.kr/main.do

10  Fradkin JE, Mills JL, Schonbarger LB, et al 「Risk of leukemia after treatment with pituitary growth hormone.」 JAMA 270:2829, 1993

11  'SBS 스페셜'"끼니外란 2부 영양제 진실게임": https://news.sbs.co.kr/news/endPage.do?news_id=N1005601142&plink=ORI&cooper=NAVER&plink=COPYPASTE&cooper=SBSNEWSEND

12  허준,《東醫寶鑑》, 總目 內景篇卷之一, 精, 內經曰, 精生於穀. 又曰, 精不足者, 補之以味. 然醴郁之味, 不能生精, 惟恬憺之味, 乃能補精. 洪範論味而曰, 稼穡作甘. 世間之物, 惟伍穀得味之正, 但能淡食穀味, 最能養精. 凡煮粥飯, 而中有厚汁滾作一團者, 此米之精液所聚也. 食之最能生精, 試之有效.《眞詮》

13  허준,《東醫寶鑑》, 總目 內景篇卷之一, 身形, 先賢格言, 常眞子養生文曰, 酒多血氣皆亂, 味薄神魂自安.

14  허준,《東醫寶鑑], 總目 內景篇卷之一, 身形, 先賢格言, 常眞子養生文曰, …夜漱却勝朝漱, 暮飡不若晨飡, 耳鳴直須補腎, 目暗必當治肝, 節飮自然脾健, 少思必定神安, 汗出莫當風立, 腹空莫放茶穿.

15  허준,《東醫寶鑑》, 總目 內景篇卷之二, 血, 內傷失血 靈樞曰, 卒然多食飮則脹滿, 起居不節, 用力過度, 則陽絡脉傷, 陽絡脉傷則血外溢, 血外溢則衄血, 陰絡脉傷則血內溢, 血內溢則後血.

16  허준,《東醫寶鑑》, 總目 內景篇卷之一, 身形, 先賢格言, 丹溪飮食箴曰, 人身之貴, 父母遺體, 爲口傷身, 滔滔皆是. 人有此身, 飢渴洊興, 乃作飮食, 以遂其生. 瞬彼昧者, 因縱口味, 伍味之過, 疾病蜂起, 病之生也. 其機甚微, 饞涎所牽, 忽而不思, 病之成也. 飮食俱廢, 憂貽父母, 醫禱百計. 山野貧賤,

淡薄是諳, 動作不衰, 此身亦安. 均氣同體, 我獨多病, 悔惡一萌, 塵開鏡淨.
曰節飲食, 易之象辭, 養小失大, 孟子所譏. 口能致病, 亦敗爾德, 守口如甁,
服之無斁.

17  허준,《東醫寶鑑》, 總目 內景篇卷之一 , 身形, 四時節宣 衛生歌曰, 四時
惟夏難調攝, 伏陰在內腹冷滑, 補腎湯藥不可無, 食物稍冷休哺啜, 心旺腎
衰何所忌, 特戒疏泄通精氣, 寢處猶宜謹密間, 黙靜志慮和心氣, 氷漿茱果
不益人, 必到秋來成瘧痢.

18  하동림 외 4명,《식치보감 食治寶鑑 150》, 208p, 209p, 키네마인, 2017

19  하동림 외 4명,《식치보감 食治寶鑑 150》, 210p, 211p, 키네마인, 2017

20  하동림 외 4명,《식치보감 食治寶鑑 150》, 216p, 217p, 키네마인, 2017

21  하동림 외 4명,《식치보감 食治寶鑑 150》, 212p, 213p, 키네마인, 2017

# 운동

1  Hong CH. Pediatric. Seoul: Korean Textbook Co., Ltd. 2004; 22-6, 978-89

2  Carel JC, Lahlou N,Roger M, Chaussain JL, 「Precociouspuberty and statural
growth,Human Reprod Update 2004;10:135-47.

3  Ge X, Conger RD, Elder GH Jr. 「Coming of age too early: pubertal influences
on girls' vulnerability to psychological distress」. Child Dev 1996;67:3386-400.

4  Sonis WA, Comite F, Blue J , Pescovitz OH, Rahn CW, Hench KD, et al.
「Behavior problems and social competence in girls with true precocious puberty」. J
Pediatr 1985;106:156-60.

5  Bouvattier C, Coste J, Rodrigue D, Teinturier C, Carel JC, Chaussain JL, et al.
「Lack of effect of GnRH agonists on final height in girls with advanced puberty: a

randomized long-term pilot study」. J Clin Endocrinol Metab 1999;84:3575-8.

6   Mul D, Oostdijk W, Otten BJ, Rouwe C, Jansen M, Delemarre-van de Waal HA, et al . 「Final height after gonadotrophin releasing hormone agonist treatment for central precocious puberty: the Dutch experience」. J Pediatr Endocrinol Metab 2000;13 Suppl 1:765-72.

7   Harris DA, Van Vliet G, Egli CA, Grumbach MM, Kaplan SL, Styne DM, et al. 「Somatomedin-C in normal puberty and in true precocious puberty before and after treatment with a potent luteinizing hormone-releasing hormone agonist」. J Clin Endocrinol Metab 1985;61:152-9.

8   Sklar CA, Rothenberg S, Blumberg D, Oberfield SE, Levine LS,David R. 「Suppression of the pituitary gonadal axis in children with central precocious puberty: effects on growth, growthhormone, insulin like growth factor-I,and prolactin secretion」. J Clin Endocrinol Metab 1991;73:734-8

9   Kamp GA, Manasco PK, Barnes KM, JonesJ,Rose SR, Hill SC, et al.「Low growth hormone levels are related to increased body mass index and do not reflect inpaired growth in luteinizing hormone-releasing hormone agonist-treated children with precocious puberty」. J Clin Endocrinol Metab 1991;72:301-7.

10   Kim BH. 「Relationship between physical characteristics and physical factors of elementary school」. Keimyung University. 1998

11   Viru A, M, Hackney A C, Janson T, Viru M: 「Influence of prolonged continuous exercise on hormone response to subsequent exercise in humans」. Euro J Applied Physiol 2001;85:578-585.

12   이기형. 「저신장 소아의 성장호르몬 치료-성장호르몬 치료의 득과 실-」. 대한소아과학회지. 2008;51(9):849-55.

13   구영모. 「소아환자의 성장호르몬 치료 어디 까지 허용되나?」. 한국생명윤리

학회지. 2002; 3(2):201-10.

14    Barlow SE; Expert Committee. 「Expert committee recommendations regarding the prevention, assessment, and treatment of child and adolescent overweight and obesity: summary report」. Pediatrics 2007;120 Suppl 4:S164-92.

15    Bak IY 「Effects of the combined exercise program on body composition and growth hormone and IGF-1 of obesity schoolgirls」. Kor Physical Edu Research 2004;43: 419-427.

16    Lee SH, Kim HJ, Heo BR. 「A Study on the Prevalence of Childhood Obesity」. J of Family Medicine. 1990;11 (5):15-20.

17    Biro FM, Khoury P, Morrison JA. 「Influence of obesity on timing of puberty」. Int J Androl. 2006;29 (1):272-9.

18    Sallis JF, Patrik K. 「Physical activity guidelines for adolescents: consensus statement」. PediatrExercSci.1994;6:302-314.

19    Heyward V. 《Advanced Fitness Assessment and Exercise Prescription》 4th Edition. 2002.

20    Waker WA. 《Eat, play, be healthy》. New york. Mcgraw-Hill Co.. 2005. 109-32.

21    Lee SW, Shin WT. 「12주간 저항성 밴드운동이 비만 청소년의 혈중지질 및 염증지표에 미치는 영향」. Exercise Science. 2012:21(5)

# 습관

1    니시노 세이지 지음, 조해선 옮김. 《스탠퍼드식 최고의 수면법 : 적게 자도 피곤하지 않은 90분 숙면의 기적》. 2017. pp. 65-73

2  Adam K, Oswald I. 「Sleep is for tissue restoration」 J R Coll Physicians Lond 1977;11 pp.376-88.

3  남상욱. 「소아청소년의 정상수면」 Annals of Child Neurology 2011;19:2 pp. 67-75

4  Gómez-González B, Domínguez-Salazar E, Hurtado-Alvarado G,Esqueda-Leon E, Santana-Miranda R, Rojas-Zamorano JA, et al. 「Role of sleep in the regulation of the immune system and thepituitary hormones」 Ann N Y Acad Sci. 2012;1261:1 pp.97-106

5  El Halal, Camila Dos Santos, and Magda Lahorgue Nunes. 「Sleep and Weight-Height Development」 Jornal De Pediatria, 2019;95:1, pp. 2-9.

6  니시노 세이지 지음, 조해선 옮김.《스탠퍼드식 최고의 수면법 : 적게 자도 피곤하지 않은 90분 숙면의 기적》. 2017. pp. 65-73

7  Schwartz MD, Kilduff TS. 「The neurobiology of sleep and wake-fulness」 Psychiatr Clin North Am. 2015;38 pp.615-644.

8  Honaker SM, Meltzer LJ. 「Sleep in pediatric primary care: areview of the literature」 Sleep Med Rev. 2016;25 pp.31-39

9  Buzi, F., Zanotti, P., Tiberti, A., Monteleone, M., Lombardi, A., & Ugazio, A. G. 「Overnight growth hormone secretion in short children: independence of the sleep pattern」 The Journal of Clinical Endocrinology & Metabolism, 1993;77:6, pp.1495-1499.

10  구대림, 김주한 「정상 수면의 생리」. Hanyang Medical Reviews. 2013;33 pp.190-196

11  Achermann P, Borbély AA. Sleep homeostasis and models of sleep regulation. In Kryger MH, Roth T, Dement WC, eds. 「Principles and practice of sleep medicine. 5th ed.」 St. Louis: Elsevier Health Sciences; 2011. pp. 431-44.

12 Maski K, Owens JA. 「Insomnia, parasomnias, and narcolepsy inchildren : clinical features, diagnosis, and management」 Lancet Neurol. 2016;15 pp.1170-1181

13 국립전파연구원. 「전자파 인체안전 이슈 조사 연구」. 2016

14 Davis KF, Parker KP, Montgomery GL. 「Sleep in infants and young children : part one : normal sleep」 J Pediatr Health Care. 2004;18 pp.65-71

15 Hirshkowitz, M, et al. 「National Sleep Foundation's Sleep Time Duration Recommendations : Methodology and Results Summary」 Sleep Health, 2015;1:1, pp.40 – 43.

16 Ohayon, Maurice, et al. 「National Sleep Foundation's Sleep Quality Recommendations : First Report」 Sleep Health : Journal of the National Sleep Foundation, 2017;3:1, pp.6 – 19.

17 https://www.sleepfoundation.org/articles/sleep-strategies-kids

18 Mi Kyung Park, Kui Young Park, Kapsok Li, Seong Jun Seo, & Chang Kwun Hong. 「The Short Stature in Atopic Dermatitis Patients : Are Atopic Children Really Small for Their Age?」 Annals of Dermatology, 2013;25:1

19 Allen DB. 「Effects of inhaled steroids on growth, bone metabolism, and adrenal function」 Adv Pediatr 2006;53 pp.101- 110.

20 전국역사교사모임. 《살아있는 세계사 교과서》. 휴머니스트. 2005

21 김숙. 「초등학생들의 바른자세에 대한 지식과 자세 관련 생활습관에 관한 연구」 Child Health Nursing Research, vol. 13, no. 2, 2007, pp. 182 – 190.

22 Physical Therapy & VEstibular Rehabilitation. https://wwspt.com/posture-correct-alignment/. 2017

23 강선영. 「교정체조의 실시가 여자 중학생의 척추측만증에 미치는 영향」 고려대학교 대학원 석사학위논문. 2002

24 H. M. Brackley, J. M. Stevenson, and J. C. Selinger, 「Effect of backpack load

placement on posture and spinal curvature in prepubescent children」Work, vol. 32, no. 3, pp. 351 – 360, 2009.

25  Drzał-Grabiec J., Truszczyńska A., Rykała J., Rachwał M., Snela S., Podgórska J. 「Effect of asymmetrical backpack load on spinal curvature in school children」Work. 51 (2):pp.383 – 388. 2015

26  Sanders M. J. 「Ergonomics of child care. In: Sanders M. J., editor. Ergonomics and the Management of Musculoskeletal Disorders. 2nd.」Elsevier Health Sciences; 2004. pp. 405 – 418.

27  Walicka-Cupryś, Katarzyna, et al. 「Influence of the Weight of a School Backpack on Spinal Curvature in the Sagittal Plane of Seven-Year-Old Children」BioMed Research International, vol. 2015, 2015, p. 6.

28  설무창 원장. https://news.joins.com/article/22975818. 2018

29  나종득. 「COLUMN : HEALTH & LIFE 소아 척추측만증」Electric Power, vol. 3, no. 5, 2009, p. 98.

30  네이버 지식백과. 「소아정형외과 의사가 들려주는 우리 아이 성장이야기」

31  강민석. 「유소년형 특발성 척추측만증」대한정형외과학회지, vol. 51, no. 2, 2016, pp. 117 – 124.

32  Dimeglio A, Canavese F. 「The growing spine: how spinal deformities influence normal spine and thoracic cage growth」Eur Spine J. 2012;21:64-70.

33  Craig, Maria E., Christopher T. Cowell, Pontus Larsson, William B. Zipf, Edward O. Reiter, Kerstin Albertsson Wikland, Michael B. Ranke, and David A. Price. 「Growth Hormone Treatment and Adverse Events in Prader – Willi Syndrome: Data from KIGS (the Pfizer International Growth Database」Clinical Endocrinology 65.2 (2006): 178-85. Web.

34  네이버 지식백과. 「소아정형외과 의사가 들려주는 우리 아이 성장이야기」

35　Dubousset J, Herring JA, Shufflebarger H.「The crankshaft phenomenon.」J Pediatr Orthop. 1989;9:541-50.

36　Bess S, Akbarnia BA, Thompson GH, et al.「Complications of growing-rod treatment for early-onset scoliosis: analysis of one hundred and forty patients」J Bone Joint Surg Am. 2010; 92:2533-43

37　약학정보원. 약학용어사전 http://www.health.kr/

38　Richmond E, Rogol AD.「Treatment of growth hormone deficiency in children, adolescents and at the transitional age」Best Pract Res Clin Endocrinol Metab 2016;30:749 – 55.

39　"키 키운다는 '성장호르몬 주사' 혈당 상승, 호르몬 교란 가능성 알고 맞으세요" 〈중앙일보헬스미디어〉 2019.06.14. https://jhealthmedia.joins.com/article/article_view.asp?pno=20545

40　Watanabe S, Yamaguchi N, Tsunematsu Y, et al.「Risk factors for leukemia occurrence among growth hormone users」Jpn J Cancer 80:822,1989

41　Fradkin JE, Mills JL, Schonbarger LB, et al「Risk of leukemia after treatment with pituitary growth hormone.」JAMA 270:2829, 1993

42　서울대학교병원 신체기관정보 https://terms.naver.com/entry.nhn? docId=938754&cid=51006&categoryId=51006

43　Rispoli, Damian M.「Tarascon Pocket Orthopaedica」2010. pp.92-93

44　American academy of pediatrics.「Recommendations for Preventive Pediatric Health Care」Pediatrics, 2000;105;3, pp.645-646.

45　김영혜, 김미정, & 조영란.「초등학생 단신자와 장신자의 부모 키와 생활습관 비교」한국학교보건학회지, 2010;23;2, pp. 200-206.

46　김미진, 노영일, 양은석, 문경래, 박상기, 박영봉, 김은영.「소아의 키에 대한 인식과 우울 성향과의 관계」Korean Journal of Pediatrics. 2004; 47;3

47   대한성장의학회.《우리아이 성장백과》

48   이상봉.《SMART 일차진료매뉴얼 소아편》. 바른의학연구소. 2015. pp.946-948

49   Chrousos GP, Gold PW「The concept of stress and stress system disorders. Overview of physical and behavioral homeostasis.」JAMA 1992:267:1244-1252.

50   박영아.「아동의 자아탄력성이 스트레스에 미치는 영향. 아동학회지」2013; 34(3), 179-190.

51   김미숙.「한국아동의 주관적 웰빙수준과 정책과제.」보건복지포럼 2015. pp.14-26.

52   김영지, 유설희, 김수진.「한국 아동·청소년 인권실태 연구」6, 2016

53   Deb, S et al.「Academic-related stress among private secondary school students in India」Asian Education and Development Studies, 2014,3(2), pp. 118-134.

54   국가건강정보포털 의학정보: 스트레스 https://terms.naver.com/entry.nhn?docId=2119609&cid=51004&categoryId=51004

55   국가건강정보포털 의학정보: 스트레스 https://terms.naver.com/entry.nhn?docId=2119609&cid=51004&categoryId=51004

56   https://www.nimh.nih.gov/health/publications/stress/index.shtml

57   권석만.《긍정심리학 행복의 과학적 탐구》. 학지사. 2008

58   Taylor, S.E.《Social support: A Review. In M.S. Friedman (ed.). The Handbook of Health Psychology》New York, NY: Oxford University Press. pp. 189-214.(2011)

59   Folkman or, Susan, and Judith Tedlie Moskowitz.「Positive Affect and the Other Side of Coping」American Psychologist 55,6 (2000): pp.647-54

60   권석만.《긍정심리학 행복의 과학적 탐구》. 학지사. 2008